慢性肾脏病知识丛书

丛书主编 卢国元

慢性肾脏病
用药100问

沈华英 编著

苏州大学出版社
Soochow University Press

图书在版编目(CIP)数据

慢性肾脏病用药 100 问 / 沈华英编著. —苏州：苏
州大学出版社，2022.4
（慢性肾脏病知识丛书 / 卢国元主编）
ISBN 978-7-5672-3772-8

Ⅰ.①慢… Ⅱ.①沈… Ⅲ.①慢性病－肾疾病－用药
法 Ⅳ.①R692.05

中国版本图书馆 CIP 数据核字（2021）第 263066 号

书　　名：慢性肾脏病用药 100 问
编　　著：沈华英
责任编辑：李寿春
助理编辑：杨　冉
装帧设计：吴　钰

出版发行：苏州大学出版社（Soochow University Press）
社　　址：苏州市十梓街 1 号　邮编：215006
印　　刷：苏州工业园区美柯乐制版印务有限责任公司
邮购热线：0512-67480030
销售热线：0512-67481020

开　　本：700 mm×1 000 mm　1/16　印张：8.5　字数：122 千
版　　次：2022 年 4 月第 1 版
印　　次：2022 年 4 月第 1 次印刷
书　　号：ISBN 978-7-5672-3772-8
定　　价：32.00 元

图书若有印装错误，本社负责调换
苏州大学出版社营销部　电话：0512-67481020
苏州大学出版社网址　http://www.sudapress.com
苏州大学出版社邮箱　sdcbs@suda.edu.cn

慢性肾脏病知识丛书

丛书主编： 卢国元　苏州大学附属第一医院　主任医师

丛书副主编： 沈　蕾　苏州大学附属第一医院　主任医师

陈　强　苏州市立医院北区　主任医师

沈华英　苏州大学附属第二医院　主任医师

孔维信　上海交通大学医学院附属苏州九龙

医院　主任医师

丛书编委： （按姓氏拼音排序）

陈凤玲　苏州大学附属第一医院　副主任医师

狄伟南　苏州市立医院东区　主任医师

金东华　苏州高新区人民医院　副主任医师

宋　锴　苏州大学附属第二医院　主任医师

徐　燕　苏州市第九人民医院　副主任医师

叶建明　昆山市第一人民医院　主任医师

周　玲　苏州大学附属第一医院　主任医师

本书编委会

主　　　任：沈华英　苏州大学附属第二医院　主任医师

副　主　任：宋　锴　苏州大学附属第二医院　主任医师

　　　　　　徐　燕　苏州市第九人民医院　副主任医师

编　　　委：（按姓氏拼音排序）

　　　　　　蔡忠林　苏州市第九人民医院　主治医师

　　　　　　曾　颖　苏州大学附属第二医院　副主任医师

　　　　　　冯　胜　苏州大学附属第二医院　副主任医师

　　　　　　李增男　解放军第 904 医院　副主任医师

　　　　　　詹周兵　苏州大学附属第二医院　副主任医师

G 总 序
eneral Preface

  据 2012 年发表在《柳叶刀》杂志上的流行病学研究显示，我国慢性肾脏病的总患病率高达 10.8%，总患病人数约为 1.2 亿。慢性肾脏病患者数量庞大，该疾病也正在成为全球性公共健康问题。鉴于此，国际肾脏病学会与国际肾脏基金联盟联合提议，决定从 2006 年起，将每年三月份的第二个星期四定为"世界肾脏日"，目的是让大家重视慢性肾脏病，关爱慢性肾脏病患者。

  慢性肾脏病往往起病隐匿，没有明显的症状，病因复杂，知晓率低，很多人并不重视。部分慢性肾脏病患者的病情最终演变为尿毒症，该疾病常并发心脑血管等方面的疾病，对患者的生命造成威胁的同时，还给个人、家庭和社会带来沉重的经济负担。目前，我国老龄化现象日益严重，高血压、糖尿病等疾病日渐高发，这些均是诱发慢性肾脏病的重要原因。如何早发现、早诊断，及时控制慢性肾脏病患者的病情，延缓其发展是广大医务工作者及慢性肾脏病患者都十分关注的问题。

  目前，我国的医疗现状是临床医生精力和时间十分有限，在日常的门诊、病房的诊疗过程中，难以详细解答患者有关慢性肾脏病方方面面的问题。再加上现在各种媒体信息良莠不齐，患者往往难以获得准确、专业的知识。有的患者对慢性肾脏病放之任之，有的患者对此感到恐惧、焦虑，甚至乱投医，造成难以预料的后果。因此，苏州市肾脏病专业委员会的专家们一致认为出版一套慢性肾脏病知识丛书，系统介绍肾脏的有关知识，势在必行。在这样的背景下，"慢性肾脏病知识丛书"应运而生。

  "慢性肾脏病知识丛书"一共分为四册，分别是《慢性肾脏病用药 100 问》《你必须知道的慢性肾脏病知识》《得了慢性肾脏病该怎么吃》《慢性肾脏病替代治疗的那些事》。这套丛书详细介绍了慢性肾脏病的基本知识、常用药物及其特点、饮食治疗和替代治疗等，希望该丛书能够给广大慢性肾脏病患者带来帮助。

这套丛书主要采用问答形式，语言生动，深入浅出，将比较专业的慢性肾脏病知识进行了科学的解读。这套丛书涉及内容较广，专业知识丰富，可作为医护人员、慢性肾脏病患者及广大关心肾脏病的朋友了解慢性肾脏病知识的一个窗口。

我们编委会全体成员在整套丛书的内容撰写、整理和校对方面尽了最大努力，但由于精力和水平有限，如有不当之处，敬请读者批评指正。

卢国元

2021 年 8 月

　　慢性肾脏病是由各种原因引起的肾脏结构损伤或功能下降持续超过 3 个月所导致的各种肾脏疾病的总称。据北京大学权威资料统计，目前，我国慢性肾脏病的患病率高达 10.8%，且有上升趋势。慢性肾小球肾炎目前仍是我国慢性肾脏病产生的最主要病因，随着经济的发展和人民生活水平的提高，高血压、糖尿病、痛风等疾病引起的慢性肾脏病也越来越多。慢性肾脏病起病较隐匿，被称为"沉默的杀手"，很多患者由于发现不及时及不规范使用药物而最终发展成尿毒症，需要长期透析治疗，这给家庭和社会带来了沉重的负担。慢性肾脏病患者一般都，需要长期维持治疗，最常用的药物有糖皮质激素、免疫抑制剂、降压药物、降糖药物、降尿酸药物、改善贫血等药物。这些药物的使用都应该在专业医生的指导下进行，但很多患者往往治病心切，希望把肾脏病彻底治愈，药物使用极其不规范，更有甚者迷信各种偏方，这样不但不能改善病情，往往还会使病情恶化，加重肾脏病的进展。因此我们组织编写了《慢性肾脏病用药 100 问》这本书，以期帮助广大患者科学合理地看待慢性肾脏病及合理使用药物，减少及避免错误使用药物而加重慢性肾脏病。

沈华英

2021 年 8 月

目　录

四、痛风性肾病用药注意事项

五、肾性贫血的治疗药物

六、治疗慢性肾脏病患者矿物质骨代谢紊乱的药物

九、常见的肾损害药物及使用注意事项

十、肾移植患者用药注意事项

十一、慢性肾脏病患者若想生育，该如何用药？

一、慢性肾脏病患者使用激素及免疫抑制剂注意事项

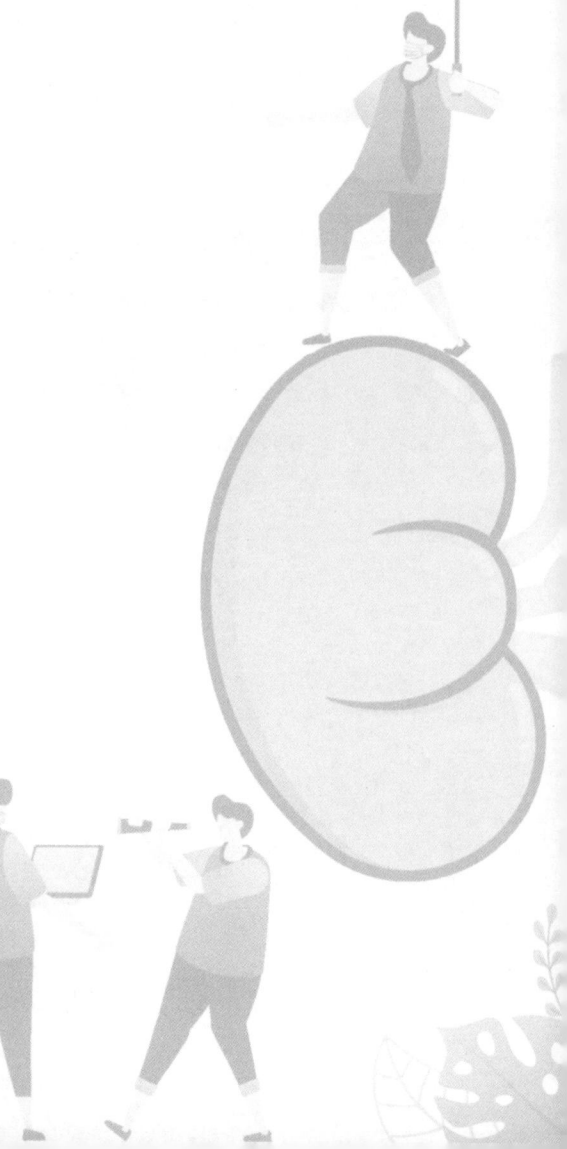

　　很多情况下慢性肾脏病的治疗需要用到激素，有时还需要使用免疫抑制剂，患者在听到需要使用激素时大多会有所担心。本章将重点为大家解读哪些肾脏病需要使用激素和免疫抑制剂，以及常见的免疫抑制剂使用注意事项，以期更好地指导大家了解慢性肾脏病的药物应用。

哪些慢性肾脏病需要使用激素及免疫抑制剂?

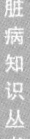

　　很多患者在门诊看病时一听到医生说自己得了"肾炎"就会非常紧张,因为他们或多或少都听说过得了肾脏病需要使用激素,而有些人使用激素的治疗效果可能不好,还需要加其他药物(其他药物一般是指免疫抑制剂)。得了肾脏病的人都需要使用激素及免疫抑制剂吗?答案是否定的。那具体哪些慢性肾脏病需要应用激素或免疫抑制剂呢?这就需要医生根据不同患者的临床表现、尿蛋白水平、肾脏病病理类型、肾功能损害程度等制订具体的方案。需要使用激素或免疫抑制剂治疗的慢性肾脏病通常包括原发性肾脏病,如肾病综合征、自身免疫性(IgA)肾病、膜性肾病、系膜增生性肾小球肾炎、新月体肾炎等;继发性肾脏疾病,如狼疮性肾炎、过敏性紫癜性肾炎、系统性血管炎肾损害等。

2 使用激素一定有严重的副作用吗？

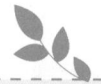

　　大多数患者对激素并不陌生，由于激素有一定的副作用，很多患者对它深恶痛绝，甚至拒绝使用激素治疗。但是不能因为激素有副作用就拒绝使用，这样不仅会耽误治疗，甚至还会加快肾脏病进展。在实际临床工作中，经常有患者坚决拒绝激素治疗，最后导致尿毒症的发生。对某些肾脏病患者来讲，激素对控制病情有较大帮助。在使用激素药物之前，医生会对激素所产生的利弊进行全面的权衡和分析，且在治疗过程中，医生会结合患者的病情来对治疗的稳定性和安全性进行评估，了解患者疾病进展的速度和各系统受损的程度而及时调整药物治疗方案，对于激素治疗过程当中有可能出现的副作用提前制定干预措施。很多患者在使用激素的过程中出现严重的副作用，这往往是患者没有遵从医嘱及时复诊、调整剂量所致，因此患者不要盲目抵制激素，只要遵从医嘱，定期去门诊随访及检查，规律调整剂量，就不会出现严重的副作用。

3 使用激素后身体可能会出现哪些变化?

我们通常说的激素主要指的是糖皮质"激素"(以下简称"激素"),其作用广泛,具有抗炎症、抗过敏、抗休克、抗风湿、免疫抑制等作用,在临床上应用也比较广泛,但是肾脏病患者长期大量使用激素后,身体会出现一些变化,主要有以下几点:

(1)激素易影响内分泌系统,可抑制肾上腺皮质功能,抑制生长素分泌,使儿童性成熟延迟,还可能出现向心性肥胖,皮肤变薄,出现紫纹、痤疮、多毛等异常。

(2)激素有可能引起脂代谢紊乱,出现高脂血症,还可能引起糖代谢紊乱,出现糖耐量异常或者类固醇性糖尿病。

(3)因为激素有潴钠排钾的作用,所以有可能会引起高血压、低血钾。

(4)长期使用激素还可能引起骨骼肌肉系统的异常,引起骨质疏松,甚至发生病理性骨折、骨无菌性坏死、肌肉疾病等。

(5)对造血系统也有影响,可以刺激骨髓造血,使红细胞、血红蛋白、血小板的数量增加,使白细胞总数和中性粒细胞增多,淋巴细胞减少。

(6)激素也可以抑制机体的免疫功能,诱发感染。

(7)激素对神经系统也有影响,容易使患者出现烦躁、失眠等。

以上所列激素的副作用,只要及早预防,并在服药过程中定期随访观察,对绝大多数患者来说不会造成不良影响。

4 为什么激素需要在早上 8 点左右服用？

激素在肾内科应用广泛。肾脏病患者所服用的激素多为糖皮质激素，代表药物有泼尼松、泼尼松龙、甲泼尼龙等。一般情况下，医生都会告知患者最好在早上 8 点左右服用激素，但这是为什么呢？

其实，我们人体自身也会分泌糖皮质激素，而且人体分泌的糖皮质激素会受到昼夜节律的影响，也就是说随着白天与夜晚的交替，人体激素的分泌水平也会有升高和下降的波动，并不是恒定不变的。人体糖皮质激素分泌的高峰在早上 8 ~ 10 点，之后逐渐下降，到夜晚 12 点分泌水平最低。为了不扰乱人体自身分泌激素的节律，在早晨 8 点左右一次性服用糖皮质激素可以大大减轻和预防肾上腺皮质功能减退和皮质萎缩的不良后果。人体糖皮质激素分泌的低谷是夜晚 12 点，如果此时人为给予糖皮质激素药物，即使剂量很小，第二天人体糖皮质激素分泌高峰也会受到明显的抑制，进而扰乱身体的其他生理活动，影响预期的治疗效果。长期不规范使用激素或突然擅自停用激素，可以引起停跳反应、肾上腺皮质功能不全等严重后果，因此肾脏病患者最好在早上 8 点左右服用激素。

一、慢性肾脏病患者使用激素及免疫抑制剂注意事项

慢性肾脏病知识丛书

使用激素者为什么需要补钙?

糖皮质激素目前被广泛应用于治疗慢性肾脏病，如果长期服用激素药，可能会导致骨质疏松。因为糖皮质激素促进体内钙、钾、磷的排泄，所以会导致这类物质的流失。即使服用生理剂量的糖皮质激素，也可能会引起骨量丢失，当骨质疏松严重时可能会出现腰腿痛、活动受限，甚至会出现翻身、起坐及行走困难，会降低患者的生活质量。因此，建议患者适当多吃一些含钙丰富的食物，如牛奶、贝类、虾皮、豆制品等，日常多晒太阳，少喝咖啡、茶及碳酸饮料,同时可在专科医生指导下服用钙剂、维生素 D 等物质。综上可知，使用激素者可通过补钙来预防骨质疏松的发生。

使用激素者为什么需要补钾？

慢性肾脏病患者在使用激素治疗的同时，往往需服用多种其他的药物来预防或减轻激素带来的不良反应，所以补钾是不可或缺的。由于激素有潴钠排钾的作用，长期使用激素会导致人体出现水钠潴留、低血钾的症状，所以需预防机体缺钾。另外，某些患者因高血压、下肢浮肿或其他原因需服用利尿剂时，也可能引起低钾血症。服用激素的患者平时应注意休息，补充含钾食物，如新鲜蔬菜、水果，必要时补充钾剂，适当运动，以增加新陈代谢。需要注意的是，慢性肾脏病患者应定期到门诊复查电解质，调整用药，维持钾的平衡。

慢性肾脏病知识丛书

使用他克莫司治疗慢性肾脏病需要注意哪些事项？

他克莫司常应用于难治性肾病综合征，如治疗肾移植后抗排异、狼疮肾炎等疾病，是一种不良反应较少的免疫抑制剂，但患者在服用时仍然需要注意它的不良反应。具体不良反应有如下几种：

（1）高钾血症。他克莫司会影响体内钾的代谢，从而发生高钾血症，因此在服用他克莫司时要严格控制使用的剂量，一旦发生恶心呕吐、四肢发麻、肌无力等症状，要及时在医生指导下调整剂量。在饮食上也要注意减少含钾较高的水果摄入，如香蕉、橘子等。

（2）糖代谢紊乱。服用他克莫司可能使血糖升高，因此需要注意监测血糖、尿糖，血糖升高时要注意控制饮食，必要时加用降糖药物。

（3）感染。同所有的免疫抑制剂一样，服用他克莫司，会增加感染的发生率。因此，患者服用他克莫司，要密切注意有无发热、咳嗽等不适症状，如有不适，及时就诊。尤其是老年患者，本身由于免疫力比较差，发生感染后症状并不明显，所以一旦出现身体不适一定要及时就医，在医生指导下调整药物。

（4）胃肠道症状。患者在服用他克莫司时，可能会出现厌食、恶心、呕吐、腹泻等症状，但这种情况比较少见，一般注意加用护胃药就可以避免。

8 使用环孢素治疗慢性肾脏病需要注意哪些事项？

环孢素是一种钙调神经磷酸酶抑制剂，主要应用于难治性肾脏病、肾移植后和激素治疗无效的狼疮肾炎等，在使用过程中需要在医生的指导下及时监测血药浓度来取得更好的治疗效果。同时要注意一些可能存在的不良反应，如巩膜黄染、皮肤黄染、食欲缺乏、疲惫乏力、腹泻、呕吐、打嗝、便秘、消化道出血和消化道溃疡等胃肠道反应，加用护胃药（奥美拉唑、生长抑素）和通便药（杜密克、石蜡油、麻仁丸）等可以改善；另外需要监测肾功能，一旦发生血肌酐值明显上升，而且居高不下时，要及时就诊，调整用药。

在使用环孢素治疗慢性肾脏病过程中，有两点注意事项：

（1）注意有无牙龈增生：用药 3 个月内可能会发生牙龈增生，15 岁以下儿童较常见，且牙龈前部增生较明显从而影响美观。如果同时使用钙通道阻滞剂（如硝苯地平、苯磺酸氨氯地平）等降压药物会加重牙龈增生，所以要更加注意。

（2）注意体内水电解质紊乱：主要表现为高钾、低镁、高尿酸血症，所以对服用环孢素的患者要定期复查血液电解质及代谢物水平。

一、慢性肾脏病患者使用激素及免疫抑制剂注意事项

慢性肾脏病知识丛书

使用吗替麦考酚酯治疗慢性肾脏病需要注意哪些事项？

　　吗替麦考酚酯与其他免疫抑制剂相比，有较低的肝毒性、肾毒性及骨髓毒性，也不会引起高血压、糖尿病、胰腺炎、骨质疏松等，是副作用相对较少的免疫抑制剂，但比较容易引起感染，因此患者在使用吗替麦考酚酯时要特别注意避免劳累，避免受凉感冒等。一旦出现发热、咳嗽等症状，要及时就诊，不能抱有侥幸心理在家拖延病情，因为在使用吗替麦考酚酯过程中出现的感染往往比较严重，很多时候普通的感冒如不及时治疗，说不定就会发展为严重的肺炎，因此患者一定要及时就医。

10 使用环磷酰胺治疗慢性肾脏病需要注意哪些事项？

环磷酰胺是主流且便宜的，也是肾脏病较常用的一种免疫抑制剂，用药期间可能会出现一些常见的反应，患者需要关注，如反酸、腹胀、腹痛、恶心、呕吐、食欲缺乏等症状；也会出现肝功能异常，可以在医生指导下加用保肝药物如甘草酸二铵胶囊、异甘草酸镁注射液、多烯磷脂酰胆碱胶囊等。在使用环磷酰胺治疗慢性肾脏病过程中，还应当注意以下三点：

（1）感染：环磷酰胺与其他免疫抑制剂一样会降低机体的免疫力，增加感染风险，冬季患者应注意保暖，如果有咳嗽、咳痰等症状，要暂缓用药；用药期间注意个人卫生、多饮水、勤排尿，一旦有感染症状发生，要及时让医生知晓，加用抗生素或者停药。

（2）骨髓抑制：个别患者使用环磷酰胺时，还会出现外周血白细胞降低，这种情况常常发生在使用环磷酰胺治疗后1~2周，所以监测血常规是必不可少的。如果出现白细胞计数降低，必要时可以使用升白细胞药物，同时要注意加强营养，提高免疫力，避免感染。

（3）脱发：脱发一般发生在用药后2~4周，出现脱发一定不要过于担心，要加强营养。绝大多数患者在停药后头发会再生。

11 使用其他免疫抑制剂需要注意哪些事项?

使用雷公藤多苷需要注意哪些事项?

雷公藤多苷是一种中药提取物,具有激素样作用,但没有激素样的副作用,因此在肾脏病的治疗中被广泛使用,但其也存在一些副作用,在使用过程中要注意以下几点:

(1)定期复查肝功能,如果转氨酶升高,可考虑出现肝脏毒性,须在医生指导下调整用药。

(2)定期复查血常规,一旦出现白细胞、血小板计数降低,就应在医生指导下停药或者减小剂量。

(3)女性服用雷公藤多苷后会出现月经紊乱、量少,卵巢早衰等症状,因此育龄期女性应该避免使用雷公藤多苷或者在医生指导下使用雷公藤多苷。

(4)男性服用雷公藤多苷后会出现性欲减退、少精等症状。

(5)在服用雷公藤多苷期间要避免生育,因为它对胎儿有致畸性。此外,哺乳期的妇女也要避免服用雷公藤多苷,以防药物通过乳汁进入婴儿体内。

使用来氟米特需要注意哪些事项?

来氟米特是一种新型的免疫抑制剂,对一些肾脏病有很好的治疗效果,它可以降低尿蛋白,控制炎症及免疫反应。但是服用来氟米特者可能会出现皮肤瘙痒、腹部疼痛、恶心呕吐等症状,一旦出现以上症状,应当及时就医,减小用量或者停药,以改善其症状,同时也可以服用一些护胃药。

使用利妥昔单抗需要注意哪些事项？

利妥昔单抗在难治性肾病综合征，特别是膜性肾病的使用上取得了很好的疗效，在国内使用该药物的频率也逐渐增多，但由于利妥昔单抗的主要作用是抑制体内的免疫细胞增殖，在使用后可能会出现免疫力下降、易被感染的情况，因此在使用利妥昔单抗前一定要仔细完善相关检查，排除体内的潜在感染病灶，特别是一些少见细菌、病毒，如结核、人类疱疹病毒4型等的感染。另外在使用利妥昔单抗过程中可能会出现过敏反应，在使用前建议预防性使用抗过敏药物。

总之在使用免疫抑制剂时，一旦有不适症状，要及时咨询医生，在医生指导下用药，而且要注意监测血常规、肝肾功能等，以防发生严重肝肾损害、骨髓抑制等。用药期间要注意做好保暖措施，注意个人卫生，预防感染的发生。

12 女性慢性肾脏病患者在使用激素及免疫抑制剂期间可以怀孕吗？

　　女性慢性肾脏病患者怀孕存在较大的风险，怀孕可能会使原来的肾脏疾病加重，如出现急性肾损伤、蛋白尿增加、血压升高、先兆子痫，还可能出现早产、死胎、胎儿发育不良等情况，因此在慢性肾脏病未得到有效控制时，尤其在使用激素及免疫抑制剂期间不建议怀孕。但是随着医学技术的发展，在肾脏科、妇产科医师的不断努力之下，很多女性慢性肾脏病患者在医师的指导及严密监测下都成功孕育了健康的生命，因此女性慢性肾脏病患者在病情控制良好的情况下，如有妊娠的需求可以咨询相关医生。

二、糖尿病合并慢性肾脏病用药注意事项

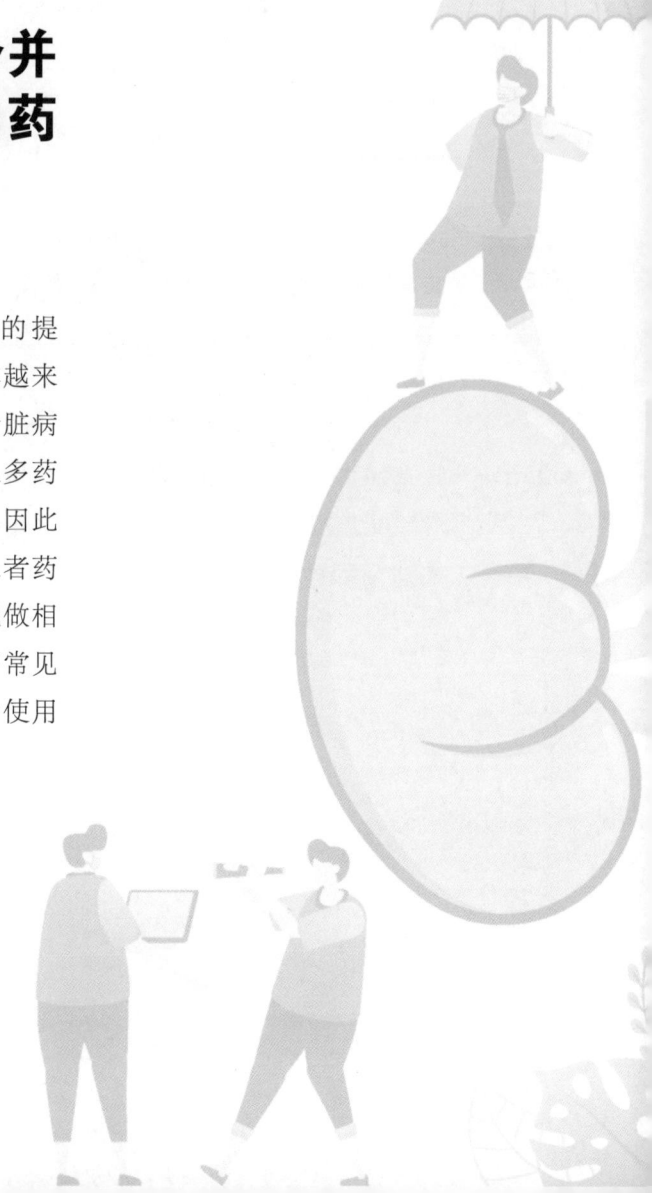

随着人们生活水平的提高，国内糖尿病的患病率越来越高，因糖尿病引起的肾脏病变的病人也越来越多，很多药物都需要经过肾脏代谢，因此糖尿病伴随或肾脏病的患者药物使用时需要根据肾功能做相关调整，本章将重点介绍常见降糖药物及其在肾脏病中使用的注意事项。

常用的口服降糖药物有哪些?

常用的口服降糖药物大致可以分为以下八大类:

(1)磺脲类促进胰岛素分泌类的药物,如格列齐特、格列吡嗪、格列美脲、格列喹酮。

(2)非磺脲类促进胰岛素分泌类的药物,如瑞格列奈、那格列奈。

(3)常用的双胍类药物为二甲双胍。

(4)抑制葡萄糖吸收类的药物,如阿卡波糖、伏格列波糖。

(5)能够增强胰岛素敏感性的药物,如盐酸吡格列酮、马来酸罗格列酮。

(6)肠道分泌的促进胰岛素分泌的多肽,如西格列汀、沙格列汀、维格列汀。

(7)胰高血糖素样多肽,如艾塞那肽、利拉鲁肽,这类药物还可以通过大脑中枢来抑制食欲,从而降低血糖。

(8)钠－葡萄糖协同转运蛋白2抑制剂,主要为列净类,如达格列净、卡格列净等。

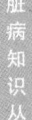

常用的口服降糖药物注意事项有哪些?

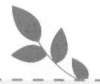

前面列举了这么多的降糖药物,一定会让您感到困扰吧,那在日常口服降血糖药物的时候应该注意哪些事项呢?

首先,一般来说医生会根据每个糖尿病患者不同的病情推荐相应的降糖药物,患者一定要遵照医嘱,在医生指导下用药,而不要随意听从身边病友或者朋友的建议自行使用降糖药物。

其次,不同药物的作用机制不同,因此服用时间和次数也是有差别的,比如促进胰岛素分泌类的药物,如格列齐特、格列吡嗪、格列喹酮、瑞格列奈等应该在餐前半小时服用,二甲双胍类药物应该在餐中或餐后服用,如建议患者在吃第一口饭时一同服用阿卡波糖,而胰岛素增敏剂及一些新型的降糖药物常常不受进食的影响。

最后,服用药物期间应该注意监测血糖,避免大量饮酒,等等。

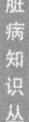

常用的口服降糖药物不良反应有哪些?

　　磺脲类药物常见的不良反应为低血糖,可能表现为心慌、出冷汗、胸闷、头晕乏力等,如果有这些反应,应该立即测量血糖,若为低血糖,应及时补充糖分及食物;可能表现为胃肠道反应、体重增加等。双胍类药物的主要不良反应为胃肠道反应,如腹泻、恶心、呕吐、食欲减退,对于慢性肾脏病患者来说,使用过程中除了胃肠道反应外,最容易发生的是乳酸酸中毒,因此,肾脏病患者一定要在医生指导下服用双胍类药物。抑制葡萄糖吸收类的药物,如阿卡波糖、伏格列波糖,常见的不良反应为腹胀、恶心、食欲下降、腹泻等。胰岛素增敏剂如盐酸吡格列酮、马来酸罗格列酮等药物,常见的不良反应有轻度水肿、体重增加等。

4　常用的降糖药物如何选择？

前面介绍了八大类常用的降糖药物，具体药物品种非常多，在临床上该如何选择呢？

（1）根据体重选择：对于肥胖和超重的患者，我们一般建议首先选择双胍类，最常用的就是二甲双胍，或者选择抑制葡萄糖吸收类的药物，如阿卡波糖。一般理想体重（以 kg 为单位）按照身高减去 105 计算，若体重超过理想体重的 10%，则认为超重；若体重低于理想体重的 10%，则认为偏瘦，对于这些患者应该优先选择磺脲类及非磺脲类促泌剂，如格列齐特、瑞格列奈等。

（2）根据血糖情况选择：如果单纯餐后血糖高，推荐首先选择阿卡波糖或者瑞格列奈；如果空腹和餐后血糖都高，优先选择磺脲类联合双胍类。

（3）根据患者年龄选择：对于老年糖尿病患者，不建议选择服用降糖效果相对弱的药物，如格列喹酮、瑞格列奈等。

（4）根据患病时间选择：在 2 型糖尿病早期，建议选择改善胰岛素抵抗及延缓葡萄糖吸收的药物，如二甲双胍或阿卡波糖。后期建议再加用促进胰岛素分泌的药物，如格列齐特等。

（5）根据有无合并疾病选择：如果患者同时伴有肥胖、高血压、冠心病等，首先考虑使用二甲双胍、阿卡波糖；如果患者同时合并有胃肠道疾病，最好不要使用胃肠道反应大的药物，如二甲双胍等；如果患者有慢性心衰、慢性支气管炎等缺氧性疾病，不推荐使用双胍类药物，以免引起乳酸酸中毒；对于轻度肾功能不全患者，可选用主要经胆道排泄的降糖药，如格列喹酮、瑞格列奈；对于慢性肾脏病 3 期以后的患者，最好选择胰岛素和无肾毒性的降糖药物。

5 常用的胰岛素有哪些?

　　一般情况下，按照胰岛素的来源可以分为动物胰岛素、人胰岛素和胰岛素类似物，按照胰岛素作用的时间可以分为超短效胰岛素（门冬胰岛素注射液）、短效胰岛素（重组人胰岛素注射液、生物合成人胰岛素注射液）、中效胰岛素（精蛋白锌重组人胰岛素注射液、精蛋白生物合成人胰岛素注射液）、长效胰岛素（甘精胰岛素注射液、重组甘精胰岛素注射液、地特胰岛素注射液、德谷胰岛素注射液等）和预混胰岛素（门冬胰岛素30注射液、精蛋白锌重组人胰岛素混合注射液）。

糖尿病合并慢性肾脏病患者该怎么控制血糖，如何选择降糖药物？

糖尿病合并慢性肾脏病患者在选择降糖药物有效降糖时，应该以不增加低血糖发生的风险，且避免诱发乳酸酸中毒或增加心力衰竭风险为目标。在使用某些低血糖风险较大的口服降糖药时需严格监测血糖，确保随机血糖大于 5.0 mmol/L，以避免低血糖的发生。此外，应放低对糖尿病合并慢性肾脏病患者的降糖目标要求，比如糖化血红蛋白可适当放宽控制在 7.0%~9.0%。

糖尿病合并慢性肾脏病患者如何选择不同的降糖药物？

（1）二甲双胍：对于慢性肾脏病患者而言，二甲双胍容易导致乳酸酸中毒。一般来说，慢性肾脏病 3 期以上不建议使用。

（2）磺脲类促分泌剂：价格低廉，但患者使用后低血糖发生率高，而且存在潜在的心衰发病风险，所以糖尿病合并慢性肾脏病患者应尽量避免使用。

（3）格列奈类促分泌剂：价格适中，降糖作用明显，不经过肾脏排泄，如果掌握好剂量，低血糖发生率并不高，推荐糖尿病合并慢性肾脏病患者使用。

（4）α-糖苷酶抑制剂：价格适中，安全有效，和二甲双胍一样是一线降糖药，推荐糖尿病合并慢性肾脏病患者使用。

（5）胰岛素增敏剂：有潜在的心衰发病风险，建议糖尿病合并慢性肾脏病患者尽量避免使用。

7 糖尿病合并慢性肾脏病患者如何选择胰岛素？

对于肾功能正常的糖尿病患者，可参照普通患者使用胰岛素；对于肾功能受损者，胰岛素排泄往往减少，容易导致低血糖，因此对于慢性肾脏病3期以上的患者要减小胰岛素用量，同时要严密监测血糖。

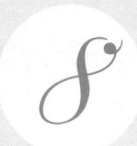

8

新型降糖药物用于糖尿病肾病患者需要注意什么？

列汀类降糖药价格普遍较高，降糖作用和安全性良好，和二甲双胍一样是一线降糖药，有条件的糖尿病肾病患者可以使用。GLP-1类似物价格高，注射给药不方便，但有减重和保护心血管作用，有条件的糖尿病肾病患者可以使用。对于列净类降糖药，建议每天口服一次，服用方便，降糖效果好，同时有降低蛋白尿、减重、保护心血管和保护肾脏的作用。有条件的糖尿病肾病患者可以使用，如果经济条件允许，建议首选使用列净类降糖药。

得了糖尿病一定要使用降糖药物吗？一定要使用胰岛素吗？

　　一旦得了糖尿病就一定要用药物治疗吗？答案是否定的。在刚开始确诊为糖尿病时，如果血糖不是特别高，完全可以通过饮食及运动来控制血糖，不一定要使用药物治疗，更不一定要用胰岛素治疗。只有在血糖特别高，如急性糖尿病酮症酸中毒、高血糖昏迷等情况下才需要使用胰岛素。

10 糖尿病患者用了胰岛素就不能停止吗？

有些糖尿病患者一听到胰岛素就谈"虎"色变，特别抗拒胰岛素，认为打了胰岛素就不能停了，甚至会上瘾；有些患者是因为听说胰岛素有很多副作用而拒绝使用胰岛素。实际上胰岛素并不像大家想象的那么可怕，在血糖很高的时候往往可以考虑优先使用胰岛素，从而把血糖降到合理的范围，以减轻高血糖对身体的毒性作用；在血糖控制平稳后完全可以改用口服药物，甚至有些患者在使用胰岛素将血糖控制在正常范围后，通过合理饮食及运动完全可以停用胰岛素，而不是大家认为的用上了胰岛素就不能停止。

11 做了血液透析或者腹膜透析，还需要使用降糖药物或者胰岛素吗？

一些糖尿病合并慢性肾脏病患者肾功能出现了恶化，到了尿毒症期，从而需要血液透析或者腹膜透析治疗，那么，已经接受透析治疗的患者是不是就不需要用药了？降糖药物或者胰岛素是不是可以停了？答案是否定的。接受血液透析或者腹膜透析的患者不能随意停用降糖药物或者胰岛素，而要密切监测自身血糖情况并适时调整用药。血透患者在透析期间容易出现低血糖反应，一般在透析前可测一次血糖，如果血糖不高，建议停用透析前那一次的降糖药物或者胰岛素，透析过程中及透析后继续监测血糖。对于腹膜透析患者而言，由于目前国内腹透液成分主要是葡萄糖，一般患上糖尿病后血糖容易较平时升高，因此更不能停用胰岛素，而是要加强血糖监测，适当调整胰岛素的剂量。

三、常用降压药物知多少？

　　高血压常与慢性肾脏病如影随形，可以说绝大多数慢性肾脏病患者都合并高血压，如果血压控制不佳，会出现诸如中风、心梗等并发症，因此慢性肾脏病患者对高血压的控制非常重要，而市面上降压药物种类五花八门，如何选择及调整用药至关重要，本章将重点介绍常用降压药物的选择、使用及注意事项。

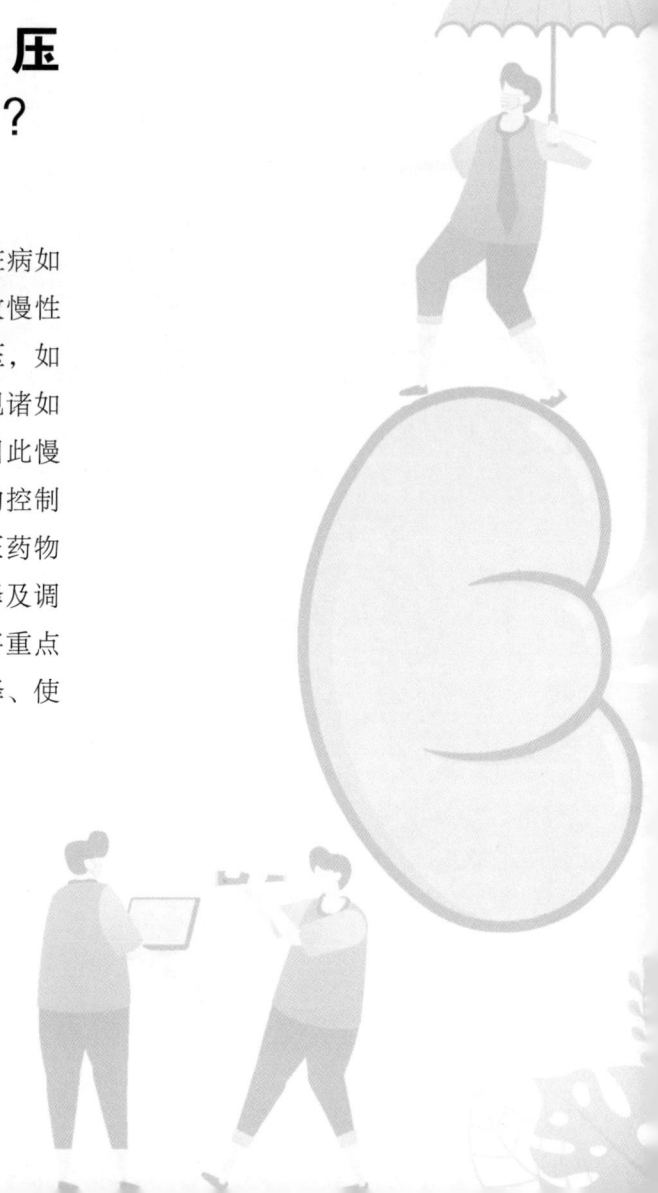

降压药物有多少种？

慢性肾脏病用药100问

目前市面上能见到的降压药物非常多，不下上百种，常用的降压药物包括下列几大类：① 钙通道阻滞剂（硝苯地平、氨氯地平、非洛地平、乐卡地平等）。② β受体阻滞剂（美托洛尔、阿罗洛尔、比索洛尔等）。③ 血管紧张素转换酶抑制剂（普利类，如贝那普利、福辛普利）。④ 血管紧张素 II 受体拮抗剂（沙坦类，如缬沙坦、厄贝沙坦、氯沙坦等）。⑤ 利尿剂（氢氯噻嗪）。⑥ 受体阻滞剂（哌唑嗪、甲磺酸多沙唑嗪）。⑦ 中枢降压药物（可乐定）。⑧ 复方制剂（氨氯地平阿托伐他汀钙、缬沙坦氨氯地平等）。⑨ 其他降压药物，如米诺地尔、沙库巴曲缬沙坦钠等。这些种类繁多的降压药物该如何选择和使用呢？请继续阅读下面的章节。

慢性肾脏病知识丛书

高血压与肾脏病常伴随出现,它们之间有什么关系?

高血压与肾脏病常伴随出现,当患者到医院就诊时,肾脏科医生需要弄清楚高血压与肾脏病有没有因果关系。有的时候是高血压导致肾脏病,叫作高血压肾病;有的时候是肾脏病导致高血压,叫作肾性高血压;有的时候高血压与肾脏病同时出现又没有因果关系,就是肾脏病合并高血压。

什么是肾性高血压？

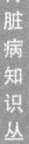
　　肾性高血压是指由于肾发生实质性病变或者是肾动脉病变所引起的人体血压的升高，可分为肾实质性高血压和肾血管性高血压。肾性高血压患者在发现血压升高时往往已有血尿、蛋白尿、贫血及肾功能减退的表现。

4 怎么区分高血压肾病与肾性高血压？

高血压肾病患者一般年龄偏大，得高血压的时间长，并且血压控制得不好，也会出现高血压导致的其他器官（如眼睛、心脏和脑部）的疾病；高血压肾病患者一般尿蛋白量不高（小于 1g/d），但会出现夜尿增多的情况。

肾性高血压患者一般比较年轻，发现高血压的时候就已经有血尿、蛋白尿、贫血及肾功能减退的表现，一般不太会出现眼睛、心脏和脑部等器官的疾病；尿蛋白量较高（大于 1g/d）。

肾穿刺活检是区分肾性高血压与高血压肾病的金标准。

5 肾性高血压患者的降压目标是多少？

　　根据《中国肾性高血压管理指南 2016》和《中国高血压防治指南 2018》建议肾性高血压合并肾脏病患者血压控制在 140/90 mmHg 以下的水平；对于合并有蛋白尿的患者，一般血压控制应该更严格，应小于 130/80 mmHg；对于 60 岁以上的肾性高血压患者，血压控制要求可适当宽松，控制在 140/90 mmHg 以下即可。

6 肾性高血压患者怎样选择降压药物？

对于慢性肾脏病所导致的高血压，肾脏专科医生一般建议首选普利类和沙坦类药物进行治疗，因为这两大类药物除了有降压作用外，还有降低蛋白尿及保护肾功能的作用。患者如果没有特别的禁忌，可以首先考虑使用这两类药物；如果单用上述两类药物血压仍控制不好，可以考虑联合使用钙通道阻滞剂；对于中青年肾性高血压患者，尤其是心率较快的患者，可以选择 β 受体阻滞剂；对于合并下肢水肿，合并肥胖或糖尿病、更年期女性和老年肾性高血压患者，可以选择利尿剂；对于合并心功能不全的肾性高血压患者，可以选择血管紧张素受体脑啡肽酶抑制剂。

慢性肾脏病知识丛书

7 血管紧张素转化酶抑制剂（ACEI）治疗的适应证及用药注意事项有哪些？

　　血管紧张素转化酶抑制剂类药物适用于各型高血压，尤其是合并糖尿病、蛋白尿的肾性高血压患者的首选。使用血管紧张素转化酶抑制剂类药物可能会引起高钾血症，因此需要监测血钾。另外，妊娠妇女和双侧肾动脉狭窄者应禁用，血肌酐超过 265 μmol/L 应慎用。所以在使用这类药物的时候应该定期监测肾功能及电解质水平，根据监测结果及时调整治疗。

与血管紧张素转化酶抑制剂相比，血管紧张素 II 受体阻滞剂有什么优点？

与血管紧张素转化酶抑制剂类药物相比，血管紧张素 II 受体阻滞剂主要优点是不良反应少，不会引起刺激性干咳和血管性水肿。对发生血管紧张素转化酶抑制剂副作用不能耐受的患者一般可改用血管紧张素 II 受体阻滞剂类药物。

为什么血压不高，医生还要给用降压药物？

很多患者会有这样的疑惑：医生，我的血压都在正常范围，也没有高血压病史，为什么还要吃降压药啊？是不是开错药了？那么，为什么肾内科医生常常给没有高血压的患者用降压药物呢？

目前市面上可以见到很多降压药物，其中有一类降压药物很特殊，这类药就是常见的血管紧张素转化酶抑制剂／血管紧张素 II 受体阻滞剂类药物，也就是名字里带有"普利"或者"沙坦"两字的基本上都属于这类药物。对于肾脏病患者来说，这些药物不仅具有降压的作用，更重要的是，还有降低尿蛋白、延缓肾功能恶化的肾脏保护作用。如果不及时有效地降低尿蛋白会产生以下负面影响。第一，蛋白尿会引发各种疾病，从而危害身体健康，长期蛋白尿会导致低蛋白血症的发生，而低蛋白血症会引起水肿；第二，蛋白尿是引起肾功能恶化极其重要的原因之一，尿液中蛋白质会使尿液渗透压增高，使肾脏的浓缩功能受到一定的影响，对肾小管和肾小球的功能造成一定的损害；第三，蛋白尿会使得大量蛋白质从尿液中流失，导致营养不良及免疫功能紊乱的发生，从而出现感染，常见的感染为呼吸道、泌尿道及皮肤的感染等；第四，血液中蛋白质的减少也会影响人体脂质的代谢，从而出现高脂血症。因此，为了延缓蛋白尿对肾脏的损害作用，降低蛋白尿对患者身体的损害，医生常常会给患者使用此类降压药物。

10. 慢性肾脏病患者如何规范使用血管紧张素转化酶抑制剂／血管紧张素 II 受体阻滞剂？

对于无论是否合并有糖尿病、慢性肾脏病的患者，如果伴随有高血压或者蛋白尿，均建议在一开始就使用血管紧张素转化酶抑制剂／血管紧张素 II 受体阻滞剂类药物，即药名中含有"普利"或"沙坦"二字的降压药。那么，临床上，到底该如何规范化地使用此类药物呢？

（1）足量用药：在避免引起不良反应发生的前提下给予最大剂量，以达到延缓肾脏损害、降压的效果。

（2）循序渐进加剂量：初始治疗时，常常应使用最小的有效治疗剂量（1/4 剂量），之后逐渐增加至目标剂量或者最大可耐受剂量。用药 1~2 周后复查肝功能，2~4 周后再次复查，如果血肌酐升高大于 30%，则药物剂量减半；如果血肌酐升高大于50%，则停药，1~2 周后复查。

（3）注意监测和随访：定期门诊复查血肌酐和电解质情况，同时监测血压。

11 使用钙通道阻滞剂及其他降压药物需要注意哪些事项？

慢
性
肾
脏
病
用
药
100
问

慢
性
肾
脏
病
知
识
丛
书

　　使用钙通道阻滞剂可能会引起心率加快、面部潮红、下肢水肿等不良反应。如果患者有心率增快的情况，可以联合使用 β 受体阻滞剂；如果患者出现下肢水肿，可以考虑更换降压药物或者增加利尿剂的用量。对于沙库巴曲缬沙坦钠这类新型降压药物，患者需要在医生指导下使用。

常用的降压药物对慢性肾脏病患者的血脂、血糖及血尿酸有影响吗？

对于慢性肾脏病合并糖尿病、高脂血症的患者，不同的降压药物会产生不同的影响：

（1）血管紧张素转化酶抑制剂／血管紧张素 II 受体阻滞剂类药物能够降低胰岛素抵抗，增加胰岛素的敏感程度，从而改善糖代谢水平；同时，能够轻度降低甘油三酯、总胆固醇及低密度脂蛋白的水平，升高血液中高密度脂蛋白水平。

（2）钙通道阻滞剂（CCB）对血脂、血糖的代谢无明显影响。

（3）利尿剂会影响糖耐量的变化，使糖尿病患者及非糖尿病患者的空腹血糖、糖化血红蛋白值升高。

（4）大多数 β 受体拮抗剂会引起糖耐量的异常，升高糖尿病患者血糖水平；β 受体拮抗剂还可轻微地升高血浆总胆固醇、甘油三酯、极低密度脂蛋白水平，同时降低高密度脂蛋白水平，但对血尿酸的代谢无明显影响。

四、痛风性肾病用药注意事项

随着现代人们生活水平的日益提高，得痛风的人越来越多，甚至可以说有大众化的趋势；若痛风控制不佳会导致肾脏损伤，甚至发展成尿毒症。因此，了解痛风相关药物的使用及痛风性肾病药物应用的注意事项对患者来说刻不容缓。

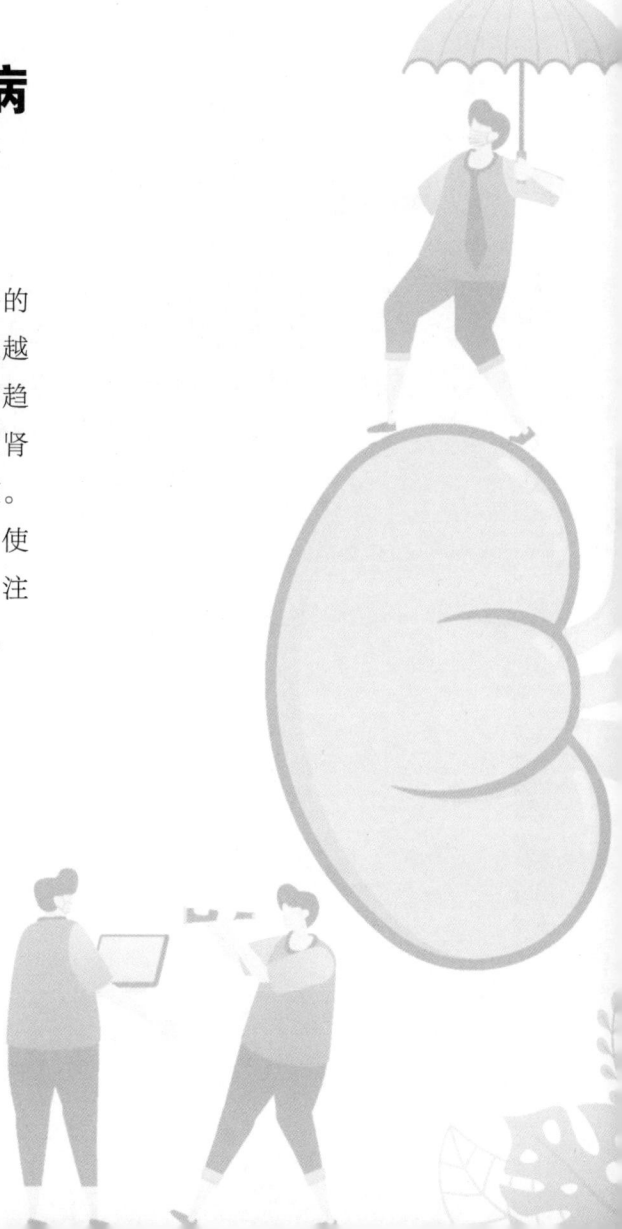

痛风对肾脏的危害有哪些?

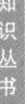

近年来,随着人们生活水平的提高、饮食习惯的改变,痛风的发生率逐年增高。大众对痛风的认识大多停留在痛风性关节炎,而对痛风性肾病的认识较少。痛风性肾病主要是由嘌呤代谢紊乱,血尿酸升高后尿酸盐析出后沉积于肾组织引起。高尿酸对肾脏的损害包括直接与间接两方面。

当患者出现高尿酸血症、痛风性关节炎时,需要警惕痛风性肾病的发生,做到预防在先、早期发现、及时治疗,避免不可逆性肾脏损伤的发生。

　　常用的降尿酸药物主要有抑制尿酸合成、促尿酸分解及促尿酸排泄的药物。抑制尿酸合成的药物包括别嘌醇和非布司他；促尿酸排泄的药物包括苯溴马隆和非诺贝特。

3

痛风急性发作期该如何选择药物治疗？

　　痛风急性发作主要表现为受累关节出现红肿、疼痛，并伴有活动障碍，呈进行性加重，尤以夜间为甚。痛风急性发作时应以缓解疼痛为主，一般可以考虑使用秋水仙碱和非甾体抗炎药来治疗。对全身出现明显症状的患者，可以考虑短时间使用激素。

4 痛风稳定期如何选择药物治疗？

当痛风急性发作患者出现关节疼痛消失、皮肤红肿消退时，意味着痛风进入了稳定期，此阶段没有明显症状但这并非意味着疾病已经痊愈。稳定期最重要的治疗是调整饮食或合理使用降尿酸药物，控制尿酸以避免痛风再次急性发作。目前常用的降尿酸药物主要为别嘌醇、非布司他、苯溴马隆等。

（1）别嘌醇：建议成人初始使用剂量为 50 mg，每天 1~2 次，每周可递增用药剂量，达 200~300 mg 后维持用药次数，每天最大剂量为 600 mg。别嘌醇用于肾功能不全患者时需减量，不可用于尿毒症患者。

（2）非布司他：推荐首次剂量为 20 mg，每天 1 次，可在 4 周后在医生指导下根据血尿酸值逐渐加量，最大日剂量为 80 mg。

（3）苯溴马隆：对于成人推荐剂量为 50 mg，每天 1 次，需在用药 1 周后复查血尿酸浓度，并根据检查结果调整用药剂量。

上述药物可联合碳酸氢钠片碱化尿液，以促进尿酸排泄，推荐每次使用剂量为 0.5~1.0 g，每日 3 次。但需注意避免过度碱化，否则将增加磷酸钙与碳酸钙结石风险。

患者需注意从小剂量开始服用降尿酸药物，逐渐加量，用药 4 周后复查血尿酸，根据检查结果调整剂量。此外，降尿酸药物需长期服用，每 3~6 个月复查血尿酸水平，当血尿酸达标后可缓慢减量。血尿酸目标水平应低于 360 μmol/L，痛风患者血尿酸应低于 300 μmol/L，但不推荐低于 180 μmol/L。

痛风患者长期口服止痛药物有什么危害？

慢性肾脏病用药100问

慢性肾脏病知识丛书

　　许多痛风患者饱受疼痛的折磨，无奈之下选择长期口服止痛药来缓解病痛，但对止痛药的危害不甚了解。非甾体抗炎药，如布洛芬、美洛昔康等，长期使用此类药物可能出现间质性肾炎、肾功能不全、消化道出血、消化道穿孔等不良反应。

　　另外，如果只止痛而不降血尿酸，沉积于各组织的尿酸盐结晶只增不减，痛风无法从根源得到缓解。不仅如此，长期口服止痛药物会掩盖病情，延误最佳治疗时机。因此，科学合理地选择痛风的治疗方案至关重要。

6 痛风患者可以长期使用激素治疗吗？

在痛风急性发作时使用激素，可以快速缓解疼痛，但对痛风的治疗并无帮助，反而会使疾病频繁急性发作，并引起严重副作用。因此，规范合理地使用激素尤为重要。激素作为止痛药物只有在非甾体抗炎药等一线药物治疗无效、禁忌或全身症状明显时，短时间、小剂量使用，一般推荐使用 3~5 天。此外，只有在医生指导下才可将激素与其他药物联合使用。

长期使用激素治疗痛风可能会掩盖症状，导致痛风石不断增大、尿酸盐结晶局部持续沉积，最终形成肉芽组织样物质。另外，若患者长期依赖激素止痛会引起一系列全身症状，如向心性肥胖、反复感染、消化道出血、骨质疏松等，所以不能长期依赖激素止痛。

7 无症状性高尿酸血症患者需要注意哪些事项？

生活中，许多高尿酸血症患者并不会出现关节疼痛、尿道处肿胀等症状，称为无症状性高尿酸血症。部分患者认为，只要没有疼痛，高尿酸血症就算不治疗也无大碍，但事实并非如此。无症状性高尿酸血症患者要注意调整饮食结构，甚至需要药物治疗，同时也要定期随访。

即使未出现临床症状，高尿酸血症患者也需进行饮食及生活方式调整，具体调整方案如下：

（1）避免摄入富含嘌呤类食物，如动物内脏、海鲜、香菇等。

（2）适量增加饮水，每日饮水大于 2 000 mL 可有效减少尿酸盐析出形成结晶，避免其沉积于各组织脏器。

（3）每天保持规律作息，体育锻炼保持 30 分钟以上等。

对于血尿酸水平高于 480 μmol/L 且合并心脑血管疾病，或血尿酸水平高于 560 μmol/L 的患者需要使用药物来降尿酸。对于无症状性高尿酸血症患者建议使用别嘌醇或苯溴马隆降尿酸，而不推荐使用非布司他。

无症状性高尿酸血症患者，若不进行干预治疗，随着尿酸盐结晶沉积，最终会导致痛风发作等。因此，当检查结果提示高尿酸血症时，切不可懈怠，应尽早进行干预治疗。

五、肾性贫血的治疗药物

随着慢性肾脏病病情的进展，很多患者会出现贫血，我们将这种情况称之为肾性贫血，有很多患者问是不是只要加强营养、通过食补就可以缓解贫血了，然而事实并没有这么简单。本章将重点为大家普及与贫血相关的知识及在肾性贫血治疗中常见药物的使用及注意事项。

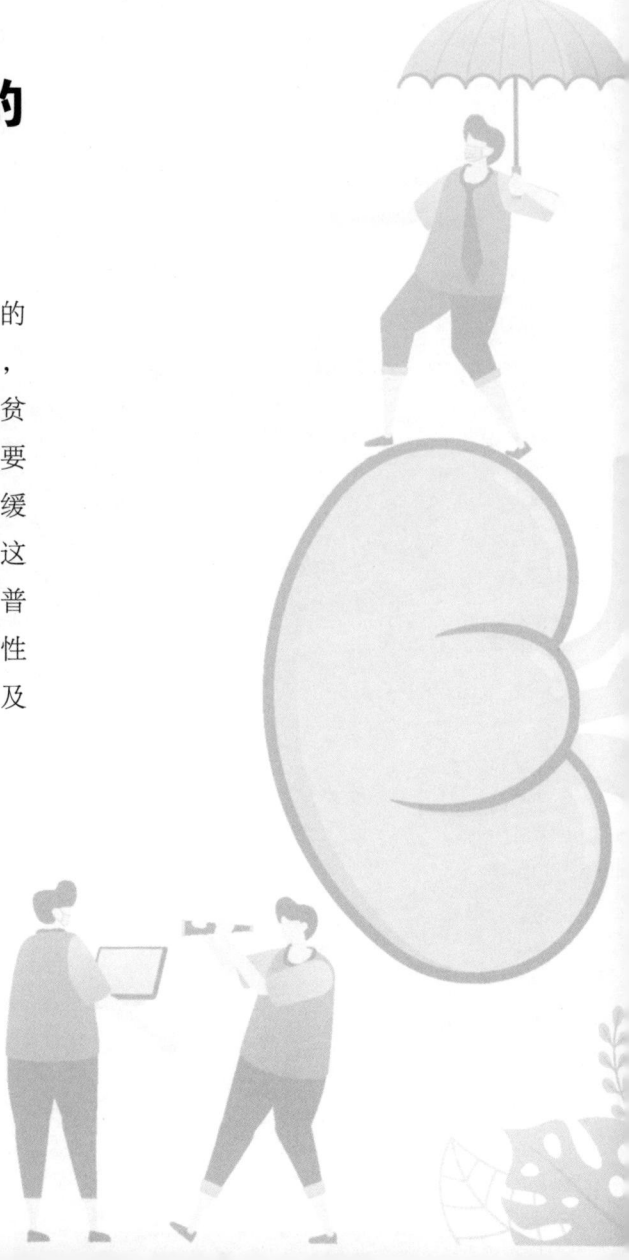

贫血是小事吗？我们可以忽视它吗？

日常生活中，贫血是比较常见的疾病。一般人认为，贫血是小事，平时吃点红豆、红枣、阿胶，就可以"补血"了。但实际并非如此，贫血容易造成很多严重的后果，如营养不良、肾脏受损、心功能受损等，若得不到及时、有效的治疗，会对身体造成严重影响。所以一旦出现头晕、乏力、腰酸、耳鸣等症状，就应该及时就医。

若不重视肾性贫血，你知道风险有多大吗？

许多疾病都可能引起贫血，与慢性肾脏病有关的贫血统称为"肾性贫血"。肾性贫血是由于肾功能受损，尤其是患者肾小球滤过率降低导致的正色素正细胞性、增生低下性贫血，是慢性肾脏病常见的并发症。有一半以上的肾病患者伴有贫血，但事实上，近三分之一的患者不知道自己有贫血。在慢性肾脏病早期，仅不足一半的患者知道自己患有贫血；即便是进展到慢性肾脏病末期的患者，也有近五分之一的患者不知道自己患有贫血。肾性贫血危害巨大，会严重影响肾病患者的生活质量，同时还会导致肾脏疾病加重，增加心脑血管事件发生的风险。合理及时的药物治疗，有利于降低贫血的危害，有助于改善患者的生活质量，同时也可以延缓肾衰竭的进程，降低患者治疗的经济负担。

3 促红素如何加速"造血工厂"运转？

肾性贫血因肾病而起，治疗也应从"肾"入手。肾脏就像身体的净化器，每天过滤和清洗血液，并将代谢物排出体外。同时，它也能产生很多与内分泌、代谢有关的激素，用来生成红细胞，调节人体血压，维持骨骼功能，等等。红细胞的生产过程就像是工厂（骨髓）要制造出足量的合格产品（红细胞），其间工人（促红细胞生成素）、原料（包括铁剂、叶酸和维生素 B_{12}）和信号（低氧诱导因子）缺一不可，否则就可能导致贫血。

4 慢性肾脏病患者为什么容易出现贫血的症状？

随着慢性肾脏病患者肾功能受损，肾脏产生的促红细胞生成素（EPO）（以下简称"促红素"）日渐不足。一旦缺乏了此激素，就意味着没有足够的"工人"去造血，从而引起贫血。这时候"肾脏工厂"就需要对外招募工人，即"外源性促红细胞生成素"，以便生产得以继续，为人体产生足够的红细胞，从而改善贫血。

5　促红素在治疗过程中如何发挥作用?

慢性肾脏病用药100问

慢性肾脏病知识丛书

　　促红素是一种主要由肾脏产生，可以增加人体血液中红细胞数量、提高血液含氧量的激素，在正常人体内有一定含量的促红素，主要用于掌控正常红细胞的生老病死。但是随着慢性肾脏病患者肾脏功能的恶化，肾脏这个器官已经无法正常生产及释放出促红素，这就意味着没有足够多的"工人"去造血，从而造成肾性贫血。

　　促红素除了由肾脏本身产生之外，还可由外界补充。这些外来"工人"与肾脏本身产生的促红素几乎完全相同，它们的工作都是负责造血。通过外界补充促红素是目前治疗肾性贫血的重要措施，早在20世纪80年代末这种方法就在临床上广泛应用。市面上常见的重组人促红素产品较多。无论是还未开始透析的患者，还是已经开始进行血液透析或是腹膜透析的患者，只要是肾性贫血，都可以使用这类药物。这类药物能够有效地控制贫血，并减少输血，显著改善患者的生活质量并提升运动能力。

　　重组人促红素进入人体后直接抵达骨髓工厂进行造血。它可以促进骨髓中的原始细胞演变成未成熟的红细胞，再进一步转化为成熟的红细胞，最后成熟的红细胞被释放到血液中，把氧气运输到心、脑、肾等组织器官内，从而改善其供氧能力和功能。

6 接受促红素治疗有哪些好处？

及时通过促红素治疗肾性贫血，可以明显改善患者的症状。促红素在改善人体组织供氧能力的同时还可以起到保护肾脏的作用。临床研究显示，通过药物补充促红素可以改善贫血患者的心脏功能，降低心血管事件的发生率，也显著降低了贫血患者输血的需求，继而减少了输血相关并发症的发生。

　　有些患者在应用促红素注射液后，会出现一些不良反应，常表现为低热、头疼、乏力等，但一般情况下症状都比较轻，不需要做特殊的处理。另外，还有些患者在应用促红素注射液时，会出现过敏反应，表现为皮疹、荨麻疹，严重者会出现过敏性休克。除了上述不良反应之外，透析患者中较多出现头痛、高血压、癫痫发作等情况，有些血透患者容易发生凝血，会引起透析通路出现血凝块甚至形成血栓等。因此，初次应用促红素治疗时，最好在医院内、在有临床经验的医师指导下使用。如果出现过敏性休克等严重的不良反应，需要立即停药。

8 使用促红素治疗需要注意哪些事项?

重组人促红素可通过皮下注射或静脉注射,对于血透患者来说,选择静脉注射比较方便,但皮下注射的作用更持久。对于非透析及腹膜透析患者来说,一般会选择皮下注射,但此方式通常会增加患者的痛感,从而降低主观依从性。给药剂量和次数需依据患者的贫血程度、年龄及其他相关因素调整,通常每周注射 2~3 次,也可每周注射 1 次。

五、肾性贫血的治疗药物

慢性肾脏病知识丛书

如何调整促红素药物的剂量？

　　在使用重组人促红素治疗期间患者需严格按照医生的指导给药，并定期通过血常规复查血红蛋白（Hb）水平。刚开始每2~4周检测一次血红蛋白水平；血红蛋白水平稳定以后每1~2月检测一次。重组人促红素药物用量应随血红蛋白水平变化进行相应的调整。

10 什么时候应该开始重组人促红素治疗？

血红蛋白目标范围为110~120 g/L。当非透析和透析患者的血红蛋白低于100 g/L时，应接受重组人促红素治疗。当血红蛋白高于130 g/L时，建议减少或者停止重组人促红素治疗。

促红素治疗没效果是怎么回事？

在足量使用促红素治疗 4 个月后，患者的血红蛋白仍不能达到或维持目标值，这就称为促红素抵抗或是促红素低反应性。造成此情况最常见的原因是铁缺乏，其他原因包括炎症性疾病、营养不良、透析不充分、甲状旁腺功能亢进、铝中毒、慢性失血 / 溶血、叶酸和维生素 B_{12} 缺乏、血液系统疾病、降压药物治疗、多发性骨髓瘤、恶性肿瘤、脾功能亢进等。此时应先针对不同的病因进行相关治疗，再进行促红素治疗或更换其他类型的抗贫血药物。

慢性肾脏病用药 100 问

慢性肾脏病知识丛书

哪些情况下不宜使用促红素治疗？

难以控制血压的高血压患者、对促红素制剂过敏者、对人血清白蛋白过敏者均不宜使用促红素治疗；合并感染者应当在控制感染后再使用本品，妊娠及哺乳期妇女也不宜使用促红素治疗。

若造血原料不足，各类铁剂如何显能手？

　　慢性肾脏病患者，尤其是肾功能不全者，都被较严格地要求低蛋白饮食，但过度限制饮食便会导致"原料"摄入不足，如铁、维生素 B_{12}、叶酸缺乏等。因此，应根据患者的情况适当补充铁剂。

　　慢性肾脏病患者出现贫血可能是缺铁造成的。缺铁的原因有很多。例如，随着慢性肾脏病的进展，肾功能逐渐下降，患者由于食欲下降、营养不良导致铁缺乏。有些患者虽然补了铁，但机体无法吸收，所以仍会缺铁。还有些患者缺铁可能与长期慢性失血有关，包括消化道出血或月经量过多等。因此，铁缺乏是肾性贫血的重要病因之一，需要大家引起重视。有些患者确实是体内缺铁，也有些患者体内铁的储存量是充足的，但是因为运输铁元素的"搬运工"消失了，大量铁被困在细胞内，无法进入骨髓参与造血的过程。

五、肾性贫血的治疗药物

慢性肾脏病知识丛书

15 肾性贫血到底什么时候需要补铁呢?

　　纠正铁缺乏可以改善患者的贫血症状，提高患者生活质量，最大化促红素治疗的获益和降低患者输血风险。平时多吃含铁丰富的食物，如瘦肉、猪肝、蛋黄及豆类等，远远不能满足慢性肾脏病患者对于铁的需求。医生需要根据转铁蛋白饱和度和血清铁蛋白这两个关键指标，决定是否给予患者补铁治疗。出现以下情况需要对患者进行补铁治疗：

　　（1）非透析（ND）及腹膜透析（PD）患者转铁蛋白饱和度不高于20%或血清铁蛋白不高于100 μg/L 时。

　　（2）当血液透析（HD）患者转铁蛋白饱和度不高于20%或血清铁蛋白不高于200 μg/L 时。

16 口服铁剂或静脉补充铁剂，鱼与熊掌，如何取舍？

大家知道的铁剂主要是口服铁剂和静脉铁剂。口服铁剂主要包括琥珀酸亚铁、多糖铁复合物等。常用静脉铁剂包括蔗糖铁、葡萄糖醛酸亚铁、右旋糖酐铁等，其中蔗糖铁最为安全，临床应用最多。慢性肾脏病早期、未达到尿毒症阶段或是腹膜透析患者可先试用口服铁剂，铁缺乏严重的患者，可直接应用静脉铁剂治疗；血液透析患者也优先选择静脉铁剂。但需要注意的是，铁不是补得越多越好。

17 关于口服铁剂的那些事儿知多少？

一般提倡每日口服元素铁剂量为 200 mg，治疗 1~3 个月后医生要评价患者的铁状态，一般参考转铁蛋白饱和度和血清铁蛋白两个指标。如果有效，则持续口服铁剂；如果效果不佳，则改为静脉补铁。

口服铁剂的优点：安全有效，价格低廉，应用便利。

口服铁剂的缺点：疗效欠佳，胃肠道反应大。

口服铁剂的注意事项：① 为了避免食物阻碍铁的吸收，建议餐前 1 小时或者餐后服用铁剂。② 服药时尽量站立，不要平躺、侧卧，建议多饮水，避免药物黏附在食管壁对食管产生刺激。③ 铁剂最好与维生素 C 同服，可以增加吸收率，建议多吃新鲜蔬菜、水果。咖啡、茶、奶制品等会影响铁吸收，所以两者尽量间隔 1 小时食用。④ 服药期间如果出现黑便，不必担心，停药后通常可以恢复正常。如果患者停药后仍有黑便，则应及时到医院就诊。

18 静脉铁剂治疗应该怎样进行？

医生一般会根据贫血的程度、促红素治疗的疗效、患者对于铁剂的治疗反应等因素，给患者制订个性化补铁方案，方案大致有以下三种：

（1）若血清铁蛋白和血清转铁蛋白饱和度指标过低，推荐患者每次透析时静脉注射铁剂 100 mg。间隔时间为一天或两天，也就是每周三次进行输铁治疗，一共进行十次，通常十次为一个疗程，补充静脉铁剂总量 1 000 mg。一个疗程完成后，若铁仍缺乏，可重复上述疗程。

（2）若铁状态稳定，静脉铁剂可减量为每 1~2 周输铁 100 mg。

（3）若血清铁蛋白和血清转铁蛋白饱和度指标过高，应停止静脉铁剂治疗；3 个月后重新评估铁状态，若上述指标恢复到正常水平，可考虑恢复静脉铁剂治疗。

静脉铁剂治疗的优点：补铁效果确定，患者依从性好。

静脉铁剂治疗的缺点：感染风险高，易发生心血管不良反应、严重过敏事件。

静脉铁剂治疗的注意事项：静脉铁剂与其他药物一样，补充后会有一定的不良反应，主要包括以下几种情况：

（1）过敏反应。如果患者是过敏体质，其发生过敏的概率更大，所以要谨慎。轻则出现皮疹或是荨麻疹，重则可能出现致死性过敏反应，这是较严重的不良反应，要立即停用静脉铁剂，给予抗过敏治疗。

（2）低血压。静脉注射铁剂时，有的患者会出现低血压，这可能与输入过快、预防性使用抗过敏药物有关。处理方法：减缓输注速度，也可以先观察，暂不进行特殊处理。

（3）肝脏受损。静脉铁剂在体内分解的产物会损伤肝脏，引起肝脏功能出现异常。因此，对于肝脏功能有问题的患者，更加需要评估风险。

（4）对于孕妇来说，有一定安全隐患。孕妇如需静脉补充铁剂，则应在孕早期之后，因为静脉铁剂在体内产生的某些物质会影响孕妇妊娠的安全。一般 Hb 达 110 g/L 即可停药。

（5）对于感染者来说，可能加重感染。如果患者出现感冒或发热等感染的情况，补充铁剂时应谨慎，因为血液流中的铁会帮助细菌生长，加重感染。

（6）铁剂外漏。如果铁剂渗漏到皮肤或者皮下组织，患者会出现局部皮肤红肿、皮肤发黑，严重时会导致皮肤或是皮下组织坏死。一般出现上述情况时，要停止输液，之后无须做特殊处理，如果严重的话则要请外科医生协助处理。

19 除了铁剂之外，"造血工厂"还需要哪些原料？

叶酸及维生素 B_{12} 等与铁剂一样，也是人体的造血原料，一旦缺乏任何一种，均可能导致肾性贫血的发生。正常情况下，食物中的叶酸及维生素 B_{12} 的含量足以满足人体的需要，而慢性肾脏病患者由于长期控制饮食，食欲不佳，以及长期透析等易导致叶酸、维生素 B_{12} 等水溶性维生素丢失，故应及时补充叶酸和维生素 B_{12} 等。医生根据患者缺乏程度，可推荐口服或注射叶酸及维生素 B_{12} 等药物，同时还会建议患者通过合理饮食予以补充。富含叶酸的食物有菠菜、牛奶、动物肝脏、土豆、西柚、西红柿等。富含维生素 B_{12} 的食物有动物肝脏、牛肉、猪肉、蛋、牛奶、奶酪等。

五、肾性贫血的治疗药物

慢性肾脏病知识丛书

20 若疗效仍未达预期，罗沙司他如何展奇效？

　　慢性肾病患者还可能因为丢失了低氧诱导因子（HIF）这一信号的指导，"造血工厂"乱了阵脚，促红素生成不足，从而导致贫血的发生。作为全球首个低氧诱导因子 - 脯氨酰羟化酶抑制剂（HIF-PHI），罗沙司他是首个在中国获批上市的肾性贫血口服新药，它使得 HIF 信号得以恢复，从而改善了贫血，为肾性贫血治疗带来了里程碑式的突破。

　　HIF 可以敏锐感受人体的氧气含量，如果体内缺氧，HIF 就会频繁发出信号告知"造血工厂"需要造血。而罗沙司他作为全球首个口服 HIF-PHI 药物，它使得 HIF 信号在体内大量堆积，HIF 的堆积模拟了人体处于低氧状态，这就激活人体产生促红素，促红素再进一步刺激"造血工厂"开始造血。除此之外，罗沙司他还能改善铁吸收和利用，协同促进红细胞生成，发挥治疗贫血的作用。

慢性肾脏病用药 100 问

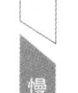

慢性肾脏病知识丛书

如何使用罗沙司他？

　　医生一般根据患者的体重进行药物剂量的选择，透析患者用药剂量为每次 100 mg（体重为 45~60 kg）或 120 mg（体重不低于 60 kg），非透析患者用药剂量为每次 70 mg（体重为 40~60 kg）或 100 mg（体重不低于 60 kg），口服给药，每周 3 次。

　　患者在刚开始服用这类药物时，需要每 2 周监测 1 次血红蛋白水平。血红蛋白水平稳定之后，每 4 周监测 1 次血红蛋白水平。根据血红蛋白水平，增加或者减少用药剂量。

五、肾性贫血的治疗药物

慢性肾脏病知识丛书

与促红素相比，使用罗沙司他有哪些优势？

　　罗沙司他与促红素相比，主要有以下优势：

　　（1）使用罗沙司他治疗后，患者的血红蛋白水平改善情况不比使用促红素差。

　　（2）罗沙司他不会因为患者有感染的情况而影响治疗贫血的效果。

　　（3）罗沙司他可以把人体内本无法参与造血的铁用来造血。

　　（4）罗沙司他总体安全性与耐受性良好。

　　（5）罗沙司他为口服药，不但服用方便，而且可以避免患者因注射促红素而引起疼痛。

　　（6）罗沙司他不良反应低。

　　患者使用罗沙司他，需要注意以下事项：

　　（1）患者是否进食不会显著影响罗沙司他发挥疗效，因此可空腹服用或与食物同服。

　　（2）对于正在接受血液透析或腹膜透析的患者，可在透析治疗前后的任何时间服用罗沙司他，如漏服药物，无须补服，继续按原计划服用下次药物。

　　（3）用药期间，注意血红蛋白水平和血压监测。

　　（4）对于重度肝功能受损的患者，治疗需在仔细评估患者的风险和获益后再展开，在剂量调整期间应对患者进行严密监测。

　　（5）一般不建议罗沙司他与促红素同时使用。

五、肾性贫血的治疗药物

慢性肾脏病知识丛书

六、治疗慢性肾脏病患者矿物质骨代谢紊乱的药物

慢性肾脏病患者后期会出现钙磷代谢的紊乱，有些患者可能出现皮肤瘙痒、疼痛，甚至骨折等，为什么慢性肾脏病会出现这类问题呢？该如何治疗？本章将重点为大家揭秘上述问题。

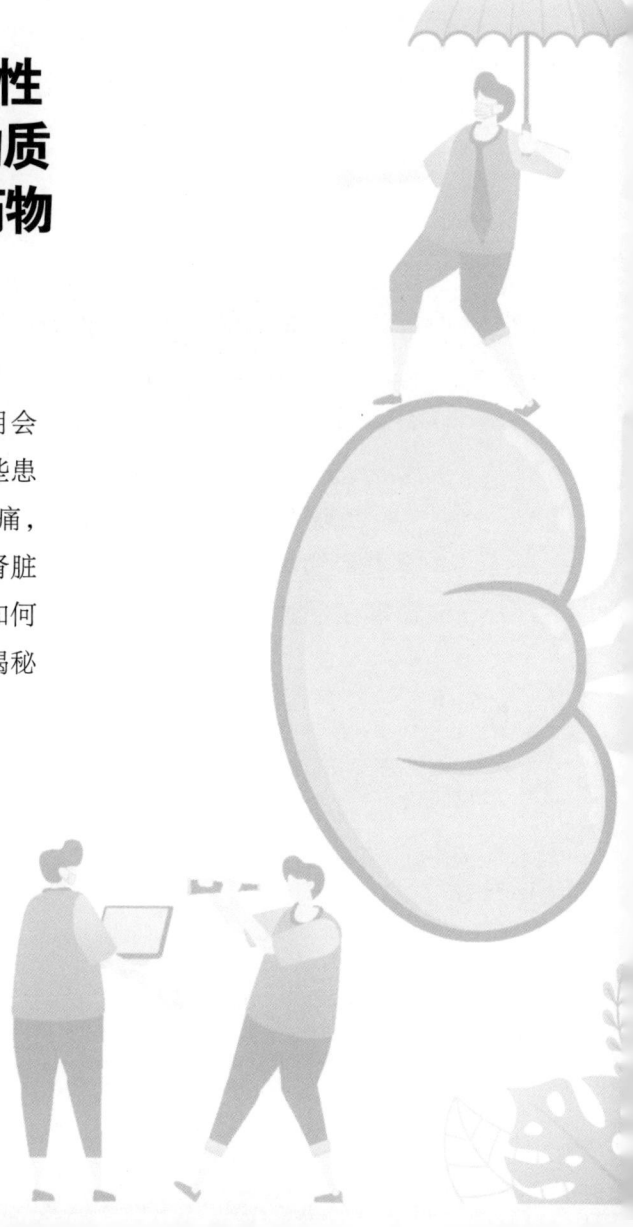

1 | 慢性肾脏病矿物质骨代谢紊乱有哪些表现？

慢性肾脏病矿物质骨代谢紊乱（CKD－MBD）是在慢性肾脏病（CKD）及长期透析的基础上所继发的矿物质骨代谢紊乱，包括钙、磷、甲状旁腺激素或维生素 D 代谢异常，骨骼成分和结构的改变，血管及软组织钙化。具体表现在如下几方面：

（1）血生化指标。在早期患者可无明显临床症状时，血生化指标提示高磷、低钙、全段甲状旁腺素水平升高 (iPTH) 等。

（2）骨痛和骨折。骨痛可为全身性，但常以下肢负重关节更为突出，如膝关节和足跟疼痛更为常见，在爬楼梯或运动时加重；严重者出现不明原因的骨折，最常见为肋骨骨折。

（3）血管或软组织钙化。大中动脉钙化可致心肌梗死、心力衰竭、脑卒中等，钙沉积于小动脉可出现皮肤瘙痒，严重时有皮肤破溃，关节的炎症、疼痛及僵硬，等等。

当晚期临床症状出现时，目前基本无有效治疗手段，严重影响患者的生存质量，导致不良预后。因此，对 CKD-MBD 的干预重在平时的检测评估，早发现，早预防。

2 血钙、血磷、甲状旁腺激素（PTH）应该控制在什么范围比较好？

随着慢性肾脏病的进展，钙、磷代谢逐渐紊乱，继发甲状旁腺功能亢进；慢性肾脏病（CKD）1~2 期，机体代偿机制相关指标可维持在正常范围内，因此建议从 CKD3 期开始监测，监测频率如表 1 所示。

（1）CKD3 期。血钙、血磷：每 6~12 个月监测一次。PTH：根据基线水平和 CKD 进展情况决定。

（2）CKD4 期。血钙、血磷：每 3~6 个月监测一次。PTH：每 6~12 个月监测一次。

（3）CKD5 期。血钙、血磷：每 1~3 个月监测一次。PTH：每 3~6 个月监测一次。

表1　不同分期 CKD 患者血钙、血磷、PTH 理想目标参考范围

CKD 分期	血钙 / (mmol/L)	血磷 / (mmol/L)	PTH/ (pg/mL)
CKD3 期	2.1~2.5	0.81~1.45	35~70
CKD4 期	2.1~2.5	0.81~1.45	70~110
CKD5 期	2.1~2.5	1.13~1.78	150~300

3 常用的降磷药物有哪些？

　　慢性肾脏病随着肾功能的进展，最终进入终末期，由于肾脏排磷下降，血磷会逐步升高，从而导致高磷血压，高磷血压影响患者长期生存和治疗效果，所以需要进行降磷治疗。

　　常用的降磷药物如表 2 所示。

慢性肾脏病用药 100 问

慢性肾脏病知识丛书

表 2　常用的降磷药物

磷结合剂的类型	名　　称
含钙磷结合剂	碳酸钙、醋酸钙
含其他金属磷结合剂	氢氧化铝、碳酸镧、碳酸镁合剂
非钙非金属磷结合剂	司维拉姆（盐酸司维拉姆、碳酸司维拉姆）

常用的降磷药物种类有哪些？
该如何选择？

目前市面上常用的降磷药物的作用原理均是与食物中的磷结合，减少磷在肠道的吸收，从而降低血磷水平。铝容易在组织及骨骼中蓄积，造成铝中毒，引起严重的不良反应，故含铝的磷结合剂现已很少使用。临床上常用的降磷药物及注意事项如表3所示。

表3　临床上常用的降磷药物及注意事项

分类	药物	注 意 事 项
含钙磷酸盐结合剂	碳酸钙 醋酸钙	① 醋酸钙对食物中磷的结合能力较碳酸钙强，两者价格均低于非含钙磷结合剂 ② 需注意长期使用含钙磷酸盐结合剂可致钙摄入量过多而引发高钙血症，尤其在与维生素 D 类似物同用，或使用高钙透析液，都会过度抑制甲状旁腺激素（PTH）分泌致无动力性骨病。另外，活性维生素 D 及类似物与碳酸钙（$CaCO_3$）共用时，也与骨骼外钙化的并发症有关。应定期监测生化指标，根据血钙和血磷水平适当调整剂量 ③ 目前认为血管钙化、软组织钙化、持续低 iPTH、无动力性骨病、高血钙的患者，不建议使用含钙磷酸盐结合剂
		注：用于降磷的药物，需餐中服用，这样可达到结合饮食中磷且减少游离钙吸收的目的。而两餐之间服用只能结合肠道分泌的磷，致更大程度钙的吸收。
非含钙磷酸盐结合剂	司维拉姆	① 可有效降低终末期肾病（ESRD）者血磷，且不会诱发高钙血症，从而延缓血管钙化的进展；还可降低胆固醇和尿酸水平 ② 随餐服用，整片吞服。常见不良反应有胃肠道不适，如恶心、呕吐、便秘、胃肠胀气等。该药禁用于肠梗阻者
	碳酸镧	① 可有效降低终末期肾病（ESRD）者血磷，且不会诱发高钙血症，从而延缓血管钙化的进展 ② 含金属的磷结合剂，餐中嚼服；目前尚未发现因镧吸收所致的严重不良反应，可有恶心、呕吐、便秘、肠梗阻等胃肠道不良反应

5 哪些情况下需要使用活性维生素 D？

活性维生素 D 主要起到促进肠道钙磷的吸收、促进骨骼生长、防止骨质疏松、防止骨折等作用。活性维生素 D 是普通维生素 D 经肝肾代谢转化来的，肾脏病患者转化能力下降，常导致活性维生素 D 的缺乏。

那么，哪些慢性肾脏病患者需要使用活性维生素 D 呢?

（1）CKD1~2 期合并骨质疏松和有高骨折风险的患者。

（2）CKD3~5 期未透析合并低骨密度和高骨折风险，且 iPTH 水平在正常范围或进行性升高的患者。

（3）CKD5 期已透析且 iPTH 水平超出正常值上限的患者。

（4）甲状旁腺术后低钙患者。

对于 CKD 患者，建议至专科门诊进行骨密度的测定及骨折风险的评估，定期监测 25 羟基维生素 D 水平及钙磷、iPTH 水平。

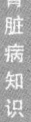

慢性肾脏病用药 100 问

慢性肾脏病知识丛书

使用活性维生素 D 可能会有哪些风险？

多数慢性肾脏病患者需要补充活性维生素 D，但也不能滥用。规范使用活性维生素 D 才能避免以下风险。

（1）高钙血症：活性维生素 D 可增加肠道对钙的吸收，导致高钙血症，非特异性表现为眩晕、恶心、呕吐等，长期高钙血症可导致血管和软组织钙化，导致动脉硬化、血压升高、患肾结石和心脑血管疾病的概率增加等。

（2）高磷血症：活性维生素 D 可增加肠道对磷的吸收，引起血磷升高，必要时可联合使用降磷药。

（3）PTH 过低：活性维生素 D 可抑制 PTH 的合成，过低的 PTH 可导致无动力性骨病，使骨折风险增加。

因此，在使用活性维生素 D 时，应定期监测 25 羟基维生素 D、血钙、血磷和 PTH 水平并及时调整治疗方案。

活性维生素 D 的用法有哪些?

活性维生素 D 有骨化三醇、阿法骨化醇、帕立骨化醇三种，常见的用法有以下三种。

（1）小剂量持续口服治疗。

该用法适用于骨质疏松、PTH 轻度升高的患者，一般为一天 1~2 粒。

（2）间歇口服冲击治疗。

该用法适用于小剂量持续口服治疗无效或 PTH 中重度升高者。

● PTH 300~500 pg/mL，骨化三醇 1~2 μg/ 次，每周 2 次。

● PTH 500~1 000 pg/mL，骨化三醇 2~4 μg/ 次，每周 2 次。

● PTH 高于 1 000 pg/mL，骨化三醇 4~6 μg/ 次，每周 2 次。

（3）间歇静脉给药治疗。

该用法更适合血液透析患者，静脉给药治疗的起始剂量。

● PTH 300~1 000 pg/mL，骨化三醇 1 μg/ 次，每周 3 次；帕立骨化醇 5 μg/ 次，每周 3 次。

● PTH 1 000~1 500 pg/mL，骨化三醇 2 μg/ 次，每周 3 次；帕立骨化醇 10 μg/ 次，每周 3 次。

● PTH 高于 1 500 pg/mL，骨化三醇 3 μg/ 次，每周 3 次；帕立骨化醇 15 μg/ 次，每周 3 次。

初始治疗后根据 iPTH 水平调整剂量。

哪些情况下患者需要使用帕立骨化醇?

帕立骨化醇是最新一代的选择性维生素D受体激动剂,它选择性地作用于甲状旁腺的维生素D受体,具有以下特点:① 肠道钙转运作用相对较低,高钙血症发生率较低。② 抑制甲状旁腺激素分泌作用强于骨化三醇。

帕立骨化醇适用于继发性甲状旁腺功能亢进的血液透析患者,特别是出现对非选择性维生素D受体激动剂疗效不佳、不能耐受拟钙剂、不愿意或不能耐受甲状旁腺切除手术的患者,骨痛、瘙痒症状较多的患者(帕立骨化醇可改善骨转运,最快一周左右可缓解症状)。

慢性肾脏病知识丛书

哪些情况下患者需要使用西那卡塞？

西那卡塞是钙敏感受体激动剂，又称拟钙剂，它模拟钙作用于甲状旁腺细胞表面的钙敏感受体，起到抑制 PTH 分泌，同时降低血钙的作用。

所以，继发性甲状旁腺功能亢进的透析患者，特别是血钙偏高或高血钙的透析患者，在国内外指南的推荐下，可根据治疗反应，拟钙剂单用或与活性维生素 D、维生素 D 类似物联合治疗。

七、慢性肾脏病患者常用的利尿药物

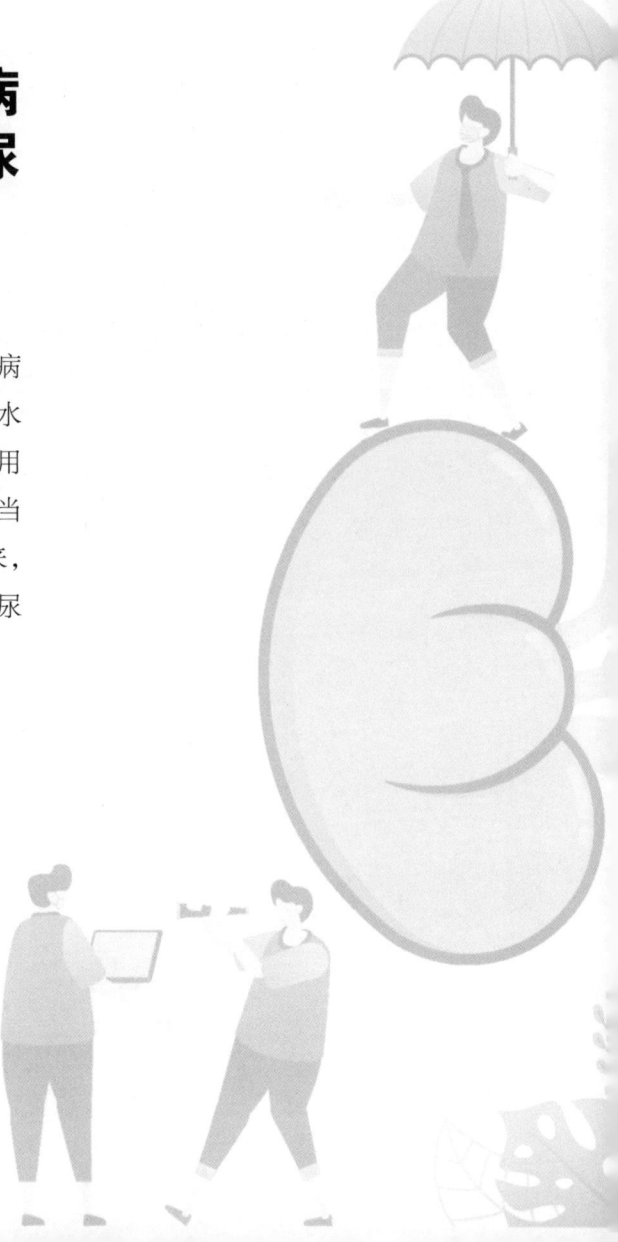

　　利尿药物是慢性肾脏病最常用的药物之一，有消除水肿、降压等作用，若合理使用对病情大有帮助；若使用不当将会带来一些副作用。接下来，本章将重点介绍常用的利尿药物。

使用袢利尿剂需要注意哪些事项？

袢利尿剂为强效利尿剂，主要作用于髓袢升支粗段髓质部，抑制 NaCl 的主动重吸收，致 Na^+、Cl^- 及水排出增加而起利尿作用。临床常用袢利尿剂包括呋塞米、托拉塞米、布美他尼。

袢利尿剂的特点：作用较强、较快，对于肾功能中重度受损的病人仍有利尿作用。

袢利尿剂的副作用：会导致患者体内水电解质紊乱，出现低钾情况，影响血糖、血脂、血尿酸代谢，还有一定的耳毒性和肾毒性。

使用袢利尿剂注意事项：不要长期大量使用，最好与保钾利尿剂合用，用药期间应注意监测血电解质、血糖、血压、听力等。

利尿强度（相同剂量时）排序：布美他尼 > 托拉塞米 > 呋塞米。

慢性肾脏病用药 100 问

慢性肾脏病知识丛书

2 使用噻嗪类利尿剂需要注意哪些事项？

噻嗪类利尿剂属于中效利尿剂，主要作用于远曲小管起始部，阻止噻嗪敏感 Na^+/Cl^- 共同转运蛋白，抑制约 40% Na^+ 及 Cl^- 的共同重吸收，具有调控尿稀释功能。临床中常用的中效利尿剂药物包括氢氯噻嗪、吲达帕胺。

噻嗪类利尿剂的特点：除利尿、消肿、降压作用外，还可用于中枢性和肾性尿崩症。

噻嗪类利尿剂的副作用：会造成患者体内水电解质紊乱，出现高糖血症、高尿酸血症、低血压等情况。

使用噻嗪类利尿剂的注意事项：重度肾功能受损的患者及痛风患者慎用，最好与保钾利尿剂合用。用药期间监测电解质、血糖、血尿酸、血压等。

七　慢性肾脏病患者常用的利尿药物

慢性肾脏病知识丛书

3 使用保钾利尿剂需要注意哪些事项？

保钾利尿剂属于弱效利尿剂。保钾利尿剂可分为两类。一类抑制远曲小管和集合管的 Na^+-K^+ 共同转运体，抑制 Na^+ 重吸收并减少 K^+ 分泌，其作用不依赖醛固酮，代表药物包括氨苯蝶啶和阿米洛利。另一类为醛固酮受体拮抗剂，可与醛固酮受体结合，竞争性拮抗醛固酮的排钾保钠作用，代表药物如螺内酯片。

保钾利尿剂的特点：常常与袢利尿剂或噻嗪类利尿剂联用，增强利尿及降压效应，又有利于预防低钾血症。螺内酯可抑制心室重构。

保钾利尿剂的副作用：会导致高钾血症、代谢性酸中毒，具有抗雄激素的作用。

使用保钾利尿剂的注意事项：肾衰竭（未透析）、高钾血症患者禁用；与 ACEI/ARB 类降压药合用时需监测血钾。

八、药物代谢及肾脏排泄

　　绝大多数药物在体内的代谢主要是通过肝脏和肾脏，一旦得了慢性肾脏病，药物的代谢效果将会受到一定影响。本章将重点介绍药物代谢、在肾功能不全时的药物选择及用药剂量调整。

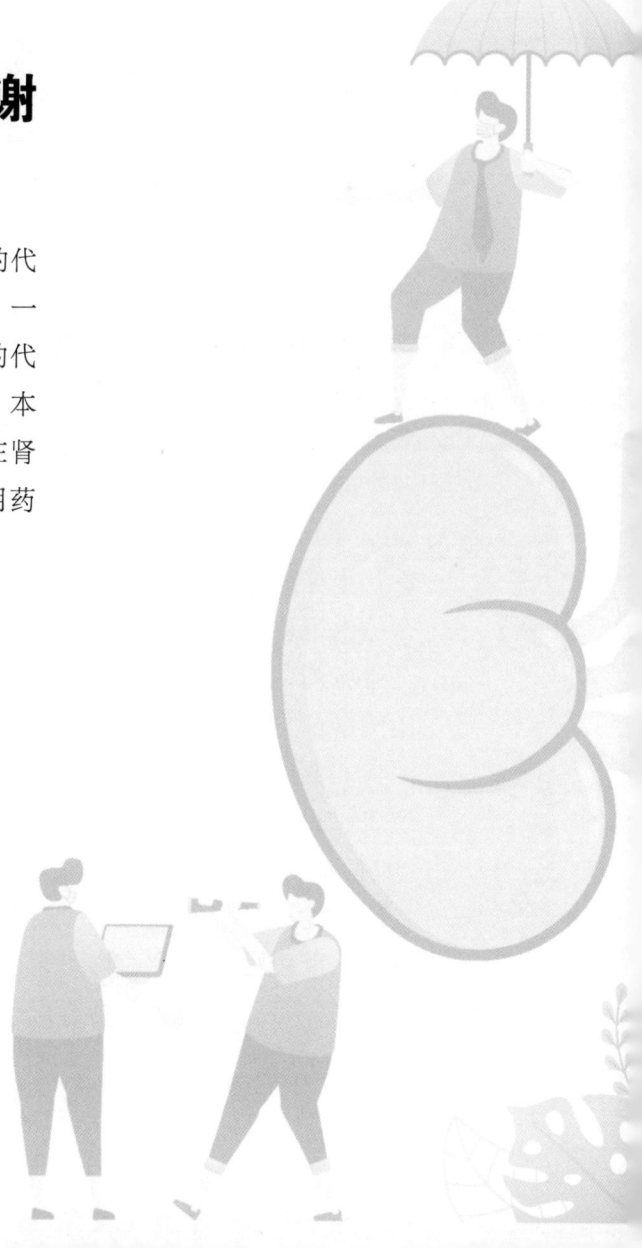

肾功能不全对药物清除有什么影响？

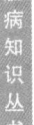

　　大家都知道，尿液是"排毒"的，从医学角度来解释也是有一定道理的。受疾病的影响，患者经常会口服或注射一些药物，这些药物在人体内经吸收、分布、代谢之后，最终会以原形或代谢产物形式主要经肾脏排出体外，小部分药物经肠道消化腺、汗腺、唾液腺、泪腺等排出，哺乳期妇女可通过乳腺排出，一些挥发性药物还可从呼吸道排出。

　　肾脏是药物代谢和排泄的主要器官。药物进入血液后经过循环系统传输到身体各处，大多数经肾小球滤过，以原形或代谢产物形式随尿液排出体外。也正是因为大多数药物从肾脏排泄，所以肾脏较容易受到药物的伤害。药物的肾脏清除涉及肾小球滤过、肾小管分泌和重吸收等很多方面，肾功能的好坏直接影响药物的排泄。罹患肾脏病时，由于胃肠道症状、蛋白尿、低蛋白血症等改变了药物的吸收、蛋白的结合与分布、生物的转化，随着肾小球滤过率下降，肾脏排泄药物减少，血浆半衰期延长，易在体内积蓄发生毒性反应。另外，有研究发现，在慢性肾功能不全患者体内，转运蛋白的表达和活性发生改变，一些参与药物代谢的肝酶如活性 N 乙酰转移酶、肝 CYP450 等活性也会降低，因此不经肾脏排泄的药物清除（非肾清除）也会发生变化，导致各种药物的代谢过程、转化速率及途径都将受到不同程度的影响。

　　因此，肾脏病患者应用药物时，要慎重选药，需根据肾功能减退的严重程度结合药物代谢动力学来调整给药剂量，假如按常规给药，可能会引起药物蓄积中毒。

肾功能不全患者使用抗菌药物的原则有哪些？

人体内及我们生活的环境中充满了微生物，在机体免疫力下降或受到开放性创伤等情况下，某些组织器官不可避免就会出现感染。感染后患者需要经常口服或注射一些抗菌药物。许多抗菌药物在人体内主要经肾排出或具有肾毒性，如果用药不当，会加重肾损伤。肾功能不全时，使用抗菌药物原则如下。

（1）尽量避免使用抗生素，确有感染应用指征时再使用。有些患者一出现咳嗽、发热等感冒症状就自行使用抗生素。其实，这种做法是不可取的。因为大多情况下患者是病毒感染，疾病具有自限性；如果非细菌感染，那么口服抗生素是没效果的。

（2）尽量避免使用肾毒性抗菌药物，首选无肾毒性或肾毒性较低的抗菌药物。最好根据感染部位分泌物等标本的细菌培养及药敏试验结果选择抗生素，透析患者还需根据血液透析或腹膜透析清除的程度，选择合适的抗生素，并根据抗生素的肾脏毒性、肝脏毒性大小等调整剂量。

（3）避免长时间应用有肾毒性的抗菌药物，尤其要避免肾毒性药物的联合应用。感染症状加重时，为尽快控制，经常会选择联合用药，此时应尽量避免联合使用多种肾毒性药物。一旦症状得到控制，就应尽快停药。

（4）用药过程中密切观察药物的临床疗效及毒性反应，有条件者可以监测具有肾毒性抗菌药的血浆药物浓度，以调整用药剂量。

3 对肾功能有影响的常用的抗菌药物有哪些？

我们平时应用的抗菌药物根据抗菌活性、持续时间等可分为两大类：

一类是浓度依赖型。此类药物的抗菌活性随药物浓度的增加而增加。主要包括氨基糖苷类、大部分喹诺酮类、部分多烯类抗真菌药、硝基咪唑类抗生素等，如丁胺卡那、左氧氟沙星、两性霉素 B、甲硝唑等。这类药物通常每天给药一次就行。其中氨基糖苷类肾毒性大，肾功能不全者尽量避免使用。除莫西沙星以外的大部分喹诺酮类抗菌药，肾功能不全患者应用时须减量使用。两性霉素 B 肾毒性较大，应避免使用。

另一类是时间依赖型。此类药物的抗菌活性与药物作用时间有关。根据抗生系的抗菌后效应（PAE）又可分短 PAE 时间依赖型和长 PAE 时间依赖型。PAE 是评价抗菌药物疗效的一项重要指标，是指细菌与抗菌药接触一段时间后，即使药物清除后，细菌生长仍然受到持续抑制的效应。常用的短 PAE 时间依赖型药物主要是 β- 内酰胺类（如青霉素、半合成青霉素、头孢菌素、碳青霉烯类）及大部分大环内酯类（如红霉素等），这类药物要取得好的效果通常需要每天多次给药。长 PAE 时间依赖性药物包括糖肽类、四环素类、唑类抗真菌药等，如万古霉素、替考拉宁、氟康唑、新型大环内酯类中的阿奇霉素等，给药次数少。其中头孢菌素有第一代、第二代、第三代、第四代，第一代头孢菌素如头孢拉定、头孢唑林等，肾毒性相对较大，第二代以后的肾毒性相对较小，这类药物肾毒性主要表现为过敏性间质性肾炎，与其他影响肾功能的药物联合应用时可能会加重肾毒性，应用时

慢性肾脏病用药 100 问

慢性肾脏病知识丛书

须减量使用。万古霉素、替考拉宁等肾毒性大，应尽量避免使用。还有磺胺类药物，因该类药物能形成结晶损伤肾小管，也要避免使用。

有些药物本身不经肾脏代谢和排泄，但由于肾功能不全时也会影响药物的非肾清除，排泄时间延长，剂量过大或用药时间过长可能会增加药物的肾外毒性，如大环内酯类中的红霉素，若长期应用可能出现肝脏毒性，要注意临床观察。

4 肾功能不全时该如何调整及选择用药方法？

用药剂量偏大、疗程偏长通常是抗菌药导致肾脏损害最主要的原因之一。减小副作用的关键是合理用药，要根据肾功能状态调整用药剂量和用药疗程。调整药物的用法通常包括：① 减量给药法，即将药物的每次剂量减少，也可以是初始剂量不变，而维持剂量减少，用药间期不变。该法的血药浓度波动幅度较小。② 延长给药法，即药物治疗剂量不变，但延长用药间隔时间，如一天三次改成一天两次用药，该种方法血药浓度波动大，可能影响疗效。③ 减量与延长相结合法，具体情况应根据患者的状况实行给药方案个体化，尽量避免加重药物性肾损害。慢性肾功能不全患者常用的抗菌药物治疗剂量的调整策略如表 4 所示。

表4　慢性肾功能不全患者常用的抗菌药物治疗剂量的调整策略

用药情况分类	抗菌药物
原剂量应用，重度时适当减量	阿奇霉素、地红霉素、头孢曲松、头孢哌酮、莫西沙星、克林霉素、替加环素、替硝唑、卡泊芬净等
	红霉素、克拉霉素、阿莫西林、哌拉西林他唑巴坦、利福平、头孢哌酮舒巴坦、环丙沙星、甲硝唑、氟康唑等
减量应用、避免应用	青霉素、头孢氨苄、头孢拉定、头孢西丁、头孢地尼、头孢克洛、头孢丙烯、头孢唑肟、头孢呋辛、美罗培南、氧氟沙星、左氧氟沙星、亚胺培南等
	阿米卡星等氨基糖苷类、万古霉素、去甲万古霉素、替考拉宁、两性霉素 B、伊曲康唑注射液等

注：根据肌酐清除率［eGFR，单位 mL/（min·1.73 m^2）］慢性肾脏病通常可分为 5 期。1 期：eGFR ≥ 90；2 期：66 ≤ eGFR ≤ 89（轻度慢性肾脏病）；3 期：30 ≤ eGFR ≤ 59（中度慢性肾脏病）；4 期：15 ≤ eGFR ≤ 29（重度慢性肾脏病）；5 期：eGFR<15（终末期肾脏病）。

5 血液净化治疗对药物清除的影响及剂量该如何调整?

　　进入终末期肾病的患者,需要进行血液净化治疗,包括腹膜透析、血液透析、血液滤过、血液透析滤过等治疗方式,以清除尿毒症患者体内水分及尿毒症毒素,同时也会清除患者应用的各种药物。药物的血液净化清除情况与药物的分子大小、水溶性或脂溶性、体内分布容积、蛋白结合率等性质有关。一般来说,无论是通过静脉注射还是口服的药物,腹膜透析的清除率均低于血液透析。对于清除显著的药物,需要在透析后补充一定的剂量,或者有些药物在血液透析前不使用,改为透析结束后使用。因药物种类繁多且复杂,相关药物的应用注意事项一定要咨询专科医生,根据药品说明书调整剂量。

九、常见的肾损害药物及使用注意事项

我们日常使用的药物中，有一些药物对肾是有损害的，因此慢性肾脏病患者在用药时要特别小心，应该避免使用有肾损害的药物。本章将重点为大家解读常见的肾损害药物及使用注意事项。

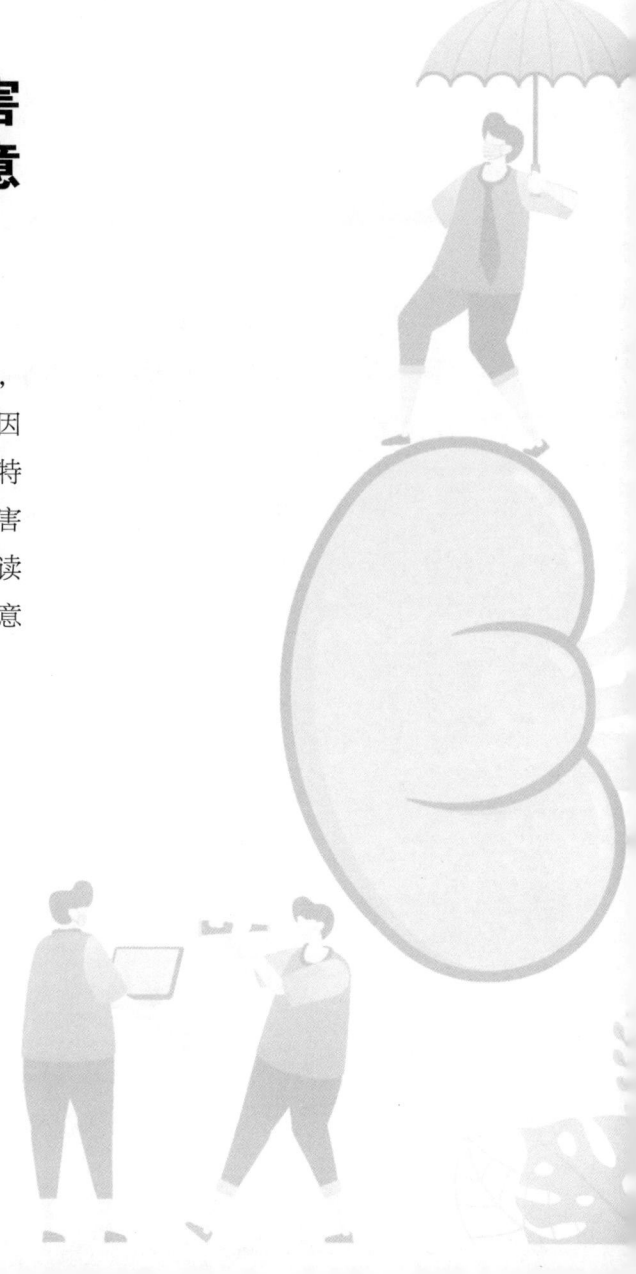

常见的肾损害药物有哪些？

　　俗话说，是药三分毒。确实，很多药物多多少少都有副作用。肾脏是人体重要的排泄器官，很多药物或其代谢产物都经肾脏排出，用药不当或发生不良反应很容易造成肾损伤，通常是引起肾小管间质、肾小球或肾血管病变损伤。近几年，研究发现很多药物可引起足细胞超微结构及功能改变。能引起肾损伤的药物有很多，常见的易导致肾损害的药物主要有抗菌药、解热镇痛药、造影剂、免疫抑制剂、抗肿瘤药等。

2 容易引起药源性肾损害的抗菌药物有哪些？

前面章节已经讲过，人体内主要经肾脏排出具有肾毒性的抗菌药物，常见的有氨基糖苷类、喹诺酮类、头孢菌素类、磺胺类等。还有一些抗真菌药物和抗病毒药物，如伊曲康唑、两性霉素 B、阿昔洛韦等。使用这类药物一旦发生药物反应或使用剂量过大，会引起间质性肾炎、梗阻性肾病等。这里不再赘述。

容易引起肾损害的解热镇痛药有哪些?

　　为了缓解关节痛、牙痛、跌打损伤疼痛等，人们常服用镇痛药，主要是解热镇痛药，即非甾体类抗炎药，有阿司匹林、对乙酰氨基酚、双氯芬酸钠、布洛芬、吲哚美辛、塞来昔布等，这些药物可引起间质性肾炎、急慢性肾损伤等，还可出现消化性溃疡、胃出血、支气管哮喘等并发症，应避免大剂量和长期用药，更不能同时使用两种及以上上述药物。需要注意的是，治疗感冒的一些复方西药或中成药中也含有以上成分，如对乙酰氨基酚，用药时需谨慎。

4 造影剂对肾功能的损害有哪些?

随着介入治疗、增强 CT 等治疗检查手段的普及,近年来造影剂应用比较广泛,主要是含碘造影剂,如泛影葡胺,碘海醇、碘帕醇、碘克沙醇等。这类药物中高渗性造影剂可直接使肾血管收缩,导致肾灌注血流量减少,引起肾缺血,对肾脏产生毒性,损害肾小管上皮细胞,致急性肾小管坏死,等等。非离子型等渗造影剂,如碘克沙醇比离子型低渗或高渗造影剂安全性相对较高,但是高龄、肾功能不全患者在使用时还是要小心。另外由于造影剂是常见的过敏原,可引起全身过敏反应而累及肾脏。如非必要,增强 CT 等检查不宜作为常规体检项目。

5 | 具有明显肾损害副作用的免疫抑制剂有哪些？

　　随着医学的发展，自身免疫性疾病被诊断越来越多，免疫抑制剂的使用逐渐广泛，其肾毒性也逐渐为人们所认识和重视，一些药物具有明显肾损害副作用，如环孢素 A、雷帕霉素、他克莫司等，还有肾内科常用的环磷酰胺，这类药物本身也是肾内科医生治疗肾脏病的"明星"药，可引起机体免疫力低下，致感染、代谢紊乱等，对肝脏、肾脏、造血系统等都有影响，但有时为了遏制肾脏病的发展、保住肾功能，必须要使用这类药物。预防免疫抑制剂肾毒性的有效办法是监测血药浓度，根据血药浓度调整剂量，同时要注意药物间的相互作用。

抗肿瘤药物对肾脏的损害有哪些?

罹患肿瘤后经常要使用抗肿瘤药物，对这类药物导致肾损害的防治，目前仍缺乏有效的治疗手段，在化疗前正确评估肾脏功能状态，关注易感及可能加重的诱因，做好水化、碱化尿液等保护肾功能预案非常重要。常用的抗肿瘤药有烷化剂、抗代谢类、抗生素类、铂类、长春碱类、紫杉类药物等，如 5-氟尿嘧啶、环磷酰胺、甲氨蝶呤、阿糖胞苷、丝裂霉素、顺铂、托泊替康等。细胞特异性弱的抗肿瘤药物，影响细胞核酸合成、破坏 DNA 结构，如 5- 氟尿嘧啶，对全身增生活跃的细胞具有影响，如肾小管上皮细胞，易引起肾毒性。细胞特异性强的抗肿瘤药物、干扰蛋白质合成的药物，如长春新碱、紫杉醇等，对肾脏的毒性相对较小。经肾排泄的抗肿瘤药，在肾脏组织中浓度较高的药物，容易引起肾毒性，如顺铂及其代谢产物主要从肾脏排泄，肾小管上皮细胞内浓度可达细胞外液的 5 倍以上，肾毒性大，可损害肾小管，导致急性肾损伤，一般多发生在用药 3 天后。第 2、3 代铂类如奥沙利铂等肾毒性较小。作用靶点较少的靶向治疗药 VEGF 受体抑制剂、EGFR 受体抑制剂等，如贝伐单抗、伊马替尼、吉非替尼等，对肾脏的影响较小。

慢性肾脏病知识丛书

7 易引起肾损害的其他药物有哪些？

慢性肾脏病用药100问

慢性肾脏病知识丛书

奥美拉唑等质子泵抑制剂，俗称"拉唑类"，法莫替丁等 H2 受体阻滞剂，俗称"替丁类"，对肾脏都有影响，尤其"拉唑类"药物，使用时间越长，肾损害可能越大，这几年越来越受到肾内科医生的重视。卡托普利等血管紧张素转换酶抑制剂，俗称"普利类"药物，不能用于双侧肾动脉狭窄患者。还有呋塞米、甘露醇等袢利尿剂、高渗性脱水剂、羟乙基淀粉及其他一些容易发生过敏反应的药物等。

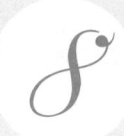

会导致肾损害的中药有哪些？

中药包括植物类、动物类、矿物类，其中植物类较为常用。有些中药含有生物毒素，若使用不当会导致肾脏损害。如含有马兜铃酸的中药马兜铃、关木通、广防己、细辛等，以及含有这些成分的中成药，不论大剂量短期使用，还是小剂量长期使用，都可能引起肾损伤。一些江湖医生经常打着"偏方""验方"的旗号赚黑心钱，迎合患者急于治愈疾病的心理，不仅解决不了问题，还会加重肾脏损害。

患者平时在使用以上药品时，一定要注意，特别是老年及儿童肾功能不全的患者，要定期检查肾功能，必要时定期监测血药浓度并调整剂量，以避免造成肾损害。慢性肾病患者最好不要服用有肾损害副作用的药物，如必须使用，应当在医生指导下进行。

慢性肾脏病知识丛书

9 慢性肾脏病患者如何避免药物性肾损害？

前面看到这么多的药物可能导致肾损害，大家肯定很害怕，是不是具有肾损害副作用的药物都不能用了？当然不能因噎废食，因害怕肾损害而擅自停用一些重要的治疗药物，反而有可能加重病情。不论哪种药物，用得好治病救人，用不好损害身体。患者到底应该如何避免药物性肾损伤呢？

首先，尽量避免使用肾损伤药物，如自行购买非处方药时，注意查看药品说明书中的用法用量、禁忌证和注意事项，有的药物会在外包装上明确标明"肝肾功能不良者慎用"，肾脏病患者最好不要自行服用，应在医生指导下服用。不要同时服用有相同成分的药物，避免某一成分摄入过多从而增加肾损害风险，也不可擅自加大药物剂量。例如，有的患者一旦感冒，就自行口服"感冒灵""感康"等各种感冒药，殊不知这些药都含有解热镇痛的成分，会造成肾损害风险增加。要严格掌握用药的适应证与禁忌证，不滥用药物及保健品，不随意听信广告、他人谣传，如有问题及时咨询医生或药师。

其次，如因病情需要而必须使用具有肾损伤的药物，尤其因复杂或慢性疾病需要同时联用多种药物时，应尽可能地减小服用可能致肾损害药物的剂量，调整合适的剂量，尽可能缩短治疗时间，遵医嘱用药。例如，在服用环孢素 A 时，一定要监测肾功能，治疗的第一个月内每周测一次血肌酐，如无异常，以后可一个月测一次，有条件者还可监测血药浓度。另外，在服用中药时，要纠正"中药安全无毒"的错误认识，须在正规中医指导下用药。

能口服的药物，不要输液，生病了为求早点康复动辄"挂水"，不是好事。

　　再次，如果因疾病需要而长期甚至终身服药，如合并有高血压、糖尿病等一些慢性病，服药期间要密切观察临床表现，关注尿量、尿液颜色、尿中有无泡沫等变化，定期检查肝肾功能，等等。如患者发觉身体有异常，出现腰酸无力、小便异常、四肢浮肿、易疲乏、血压增高等情况，应及时就医，尽可能减缓药源性肾损害的发展。

　　最后，无论何种药物，一旦服用后出现不适或过敏反应，如发热、皮疹等表现，应当立即停药。慢性肾脏病患者必须服用有肾损害的非抗生素类药物时，也可以采取减量、延长间期、减量与延长间期相结合等用药方法。

十、肾移植患者用药注意事项

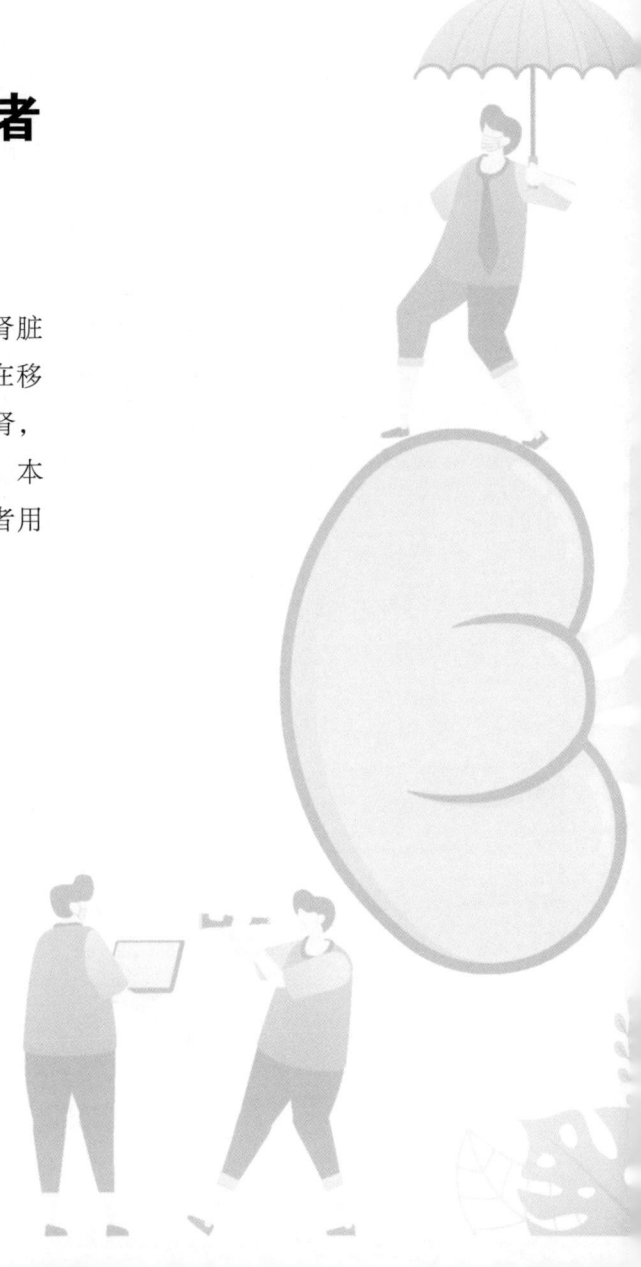

　　肾移植是很多终末期肾脏病的主要治疗手段之一，在移植后为了更好地保护移植肾，患者在用药时要特别小心。本章将为大家解读肾移植患者用药注意事项。

肾移植了是不是就万事大吉了，不用吃药了？

相信很多患者都看过电视剧里面的情节，得了尿毒症的患者在经过肾移植后就和正常人一样工作、生活了，完全不需要治疗了，这是完全错误的。因为患者移植的是别人的肾脏，机体会进行排异反应，所以肾移植后还需要进行抗排异药物治疗，而且是要终身持续服药。

患者接受肾移植后一般需要服用几种抗排异药物呢?

目前,在国内肾移植后一般都需要使用三种抗排异药物,最常用的是激素、吗替麦考酚酯联合他克莫司治疗,也有激素、吗替麦考酚酯联合环孢素等药物。在使用这些药物期间,要定期监测血药浓度,监测肾功能,调整药物治疗方案。

3 患者接受肾移植后出现继发性甲状旁腺功能亢进还需要使用药物治疗吗？

尿毒症患者继发性甲状旁腺功能亢进在肾移植后有可能好转，而不需要使用药物治疗，但是如果移植前甲状旁腺已经形成了有功能性腺瘤，即使移植后仍可能无法好转，这时仍需要使用活性维生素 D 等药物进行治疗。

4 保护好移植肾有哪些需要注意的事项呢？

患者在接受肾移植后一定要特别小心呵护自己的肾脏。首先，要注意的是避免感染，尤其在移植后的半年内是感染的危险期，尽量避免去人多的地方，以免引起交叉感染。其次，要在医生的指导下规范服用抗排异药物。再次，要定期监测肾功能、电解质、相关移植抗排异药物浓度。最后，如果移植肾出现肾功能异常，要及时做肾穿刺活检明确原因，及时调整治疗方案。

慢性肾脏病知识丛书

十一、慢性肾脏病患者若想生育，该如何用药？

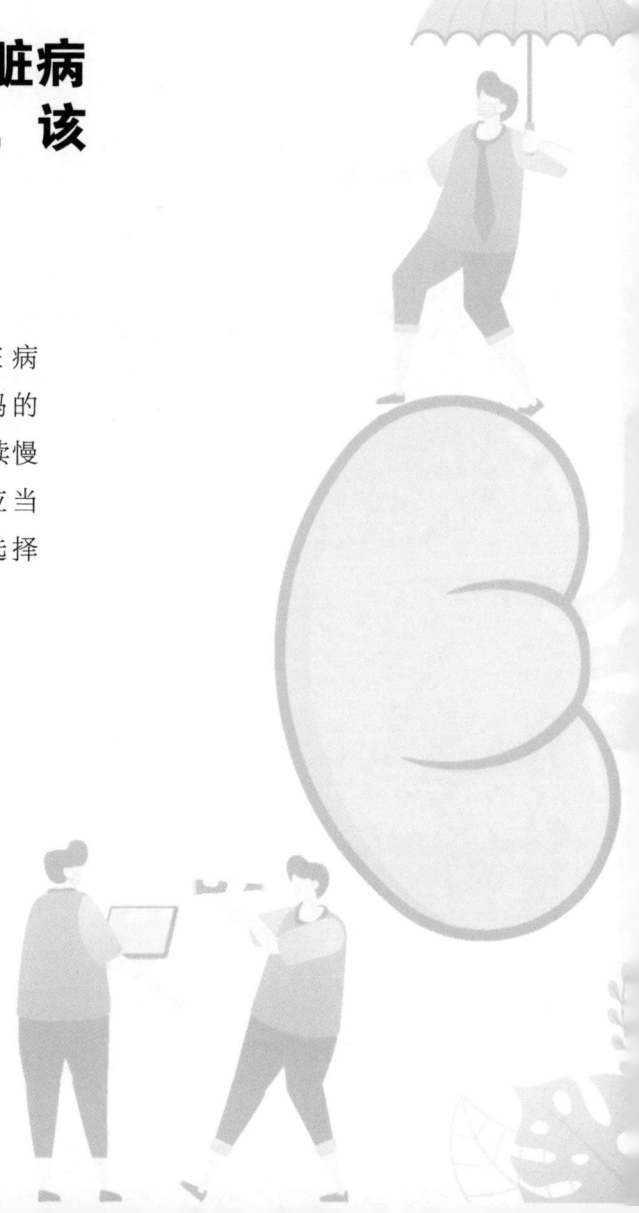

很多女性慢性肾脏病患者都有一颗渴望做妈妈的心。本章将重点为大家解读慢性肾脏病患者若想生育应当注意的相关事项及药物选择问题。

女性慢性肾脏病患者在哪些情况下可以怀孕？

目前国内专家共识认为对于慢性肾脏病 1~2 期，肾功能正常，无或者仅有微量蛋白尿，血压正常的患者可以怀孕，但怀孕风险及并发症仍然比普通人群高。对于中晚期慢性肾脏病患者一般不建议怀孕。目前一般认为，对于早期慢性肾脏病患者，血压控制良好，24 小时尿蛋白定量在 1 g 以下的情况可以怀孕，但是必须有专科医生的严密监测。

男性慢性肾脏病患者患病期间可以生育吗?

目前一般认为,男性慢性肾脏病患者可以生育,但在生育期间应该避免使用可能造成胎儿畸形的药物,如ACEI、ARB、雷公藤、环磷酰胺等。建议至少应该停药半年后再考虑生育。

慢性肾脏病知识丛书

3 女性慢性肾脏病患者应该如何避孕？

女性慢性肾脏病患者在肾脏病得到缓解前、没有打算妊娠时都应该严格做好避孕措施。推荐使用含有孕激素的避孕药和宫内节育装置，不推荐把避孕套作为唯一的避孕方法。

4 女性慢性肾脏病患者在妊娠期间可以正常使用哪些免疫抑制剂？

目前国内专家推荐的妊娠期间可以安全使用的免疫抑制剂包括糖皮质激素①、羟氯喹、硫唑嘌呤、环孢素、他克莫司，而环磷酰胺、吗替麦考酚酯、来氟米特、甲氨蝶呤有导致胎儿畸形的作用，妊娠期间应该禁止使用。

---

① 推荐使用泼尼松、甲泼尼龙，不推荐使用地塞米松或者倍他米松，只有在妊娠晚期促进胎儿肺部成熟时可以考虑使用。

慢性肾脏病知识丛书

5 女性慢性肾脏病患者在妊娠期间高血压降压目标是多少？应该如何选择降压药物？

　　女性慢性肾脏病患者怀孕期间降压目标最好控制在 130~140 mmHg/80~90 mmHg，应该避免过度降压导致胎盘供血不足，从而影响胎儿生长发育。妊娠期间在医生指导下可以安全使用的降压药物包括甲基多巴、拉贝洛尔和长效硝苯地平。